まえがき

　この本を開いた読者の方には，まず，以下の項目が正しいと思うかどうかをチェックしてほしい。

☐アルコール依存症は，酒に酔って暴れたりする人のことである。

☐アルコール依存症は，仕事嫌いの怠け者がなる疾患である。

☐アルコール依存症は，意志の弱い人がなる疾患である。

☐アルコール依存症は，ほぼ毎日，飲酒する人のことである。

☐アルコール依存症は，いつも酒が飲みたくて仕方がない人のことである。

☐アルコール依存症は，特殊な人だけがなる特殊な疾患である。

☐アルコール依存症は，酒に弱い人がなる疾患であり，酒に強い人はなりにくい。

☐アルコール依存症は，性格的な問題であるため，回復することはない。

いくつチェックがついただろうか。

実際は以下である。

●アルコール依存症の人のほとんどは，飲んで暴れたりすることはない。

●アルコール依存症の人のほとんどは，真面目な社会人であり，仕事好きなことも多い。

●アルコール依存症になる人は，もともと意志の強い努力家が多い。

●アルコール依存症の人は，一定の禁酒期間を作ることができる。

- アルコール依存症は，禁酒期間には，ほとんど飲酒欲求を感じないでいることも多い。
- アルコール依存症は，酒を飲む人であれば，誰でもなり得る疾患である。
- アルコール依存症は，酒に弱い人よりも，むしろ酒に強い"酒豪"と言われる人の中から出現してくることが多い。
- アルコール依存症は，回復可能な疾患である。

　これだけ医学が発達した現代においても，アルコール依存症がどのような疾患であるのか，世間ではほとんど知られていない。酒を飲む人であれば誰でもなり得る生活習慣病の一つであるにもかかわらず，「アルコール依存症」＝「アル中」＝「意志の弱いダメ人間」といった偏見が，アルコール依存症という疾患を根強く包んでいる。

　偏見を持っているのは世間だけではない。ときに患者本人も，患者の家族も，他ならぬ医療者自身も強い偏見に囚われている。そのため日本におけるアルコール医療は，必要であるにもかかわらず，なかなか普及していかないのが現状である。

　本書は，アルコール依存症に対する外来治療マニュアルである。読者層としては，メンタルクリニックや内科クリニックなどで働く「アルコール依存症を専門としない」医療者の人々を想定しているが，「自分にはアルコール依存症の傾向があるのではないか」と心配している人々，およびその家族の人々などにも幅広く読んでいただければ幸いである。

　ここで本書の内容について簡単に触れておく。各章はそれぞれ独立しており，自分の立場やニーズに合わせて，どの章から読み始めてもかまわない。

　第1章では，アルコール依存症がどのような疾患であるのか，図を多

用して概説している。アルコール依存症に対する治療は，まず患者にアルコール依存症についての基本的な知識を与えることからスタートする。

第2章では，現代における様々なタイプのアルコール依存症について，症例を交えて紹介している。読者はアルコール依存症の多様性に驚くことと思う。

第3章では，減酒外来の具体的な進め方について紹介している。減酒外来とは，減酒（節酒）を支援していく外来のことである。減酒外来は，世界的に見てもいまだ発展途上の治療法であり，治療的エビデンスも少ない状況にある。しかし，これからのアルコール医療において，減酒外来の発展と普及は不可欠である。本章では，筆者が行っている減酒外来の進め方を，症例を交えながら概説している。

第4章では，減酒外来と断酒外来という2つの治療法を組み合わせて使うことの有効性について概説している。

第5章と第6章では，断酒外来について紹介している。断酒外来とは，断酒を支援していく外来のことである。第5章においては，医療者が患者の断酒継続を支えていく際に使用する3つの治療手段について説明している。第6章においては，断酒外来の具体的な進め方について紹介している。

第7章では，家族に対するアドバイスが書かれている。外来を受診することさえ拒絶する患者を前にして，多くの家族は途方に暮れている。回復への鍵は家族が握っている。本章が家族へのヒントになれば幸いである。

最後に，本書における用語の使い方について付記しておく。酒をやめることは禁酒とも断酒ともいうが，本書においては，禁酒とは「一定の期間に限定して酒をやめること」，断酒とは「一生飲まない覚悟を持って酒をやめること」と，区別して使っている。また，酒を控えることは

一般的には節酒と呼ばれるが，近年，依存症医療の世界では「ハーム・リダクション（被害低減策）」という考え方が導入されてきており，「アルコールによる被害の低減」という意味で，減酒という言葉を使用した。本書は，学術論文ではなく，あくまでも筆者個人の治療経験をまとめたものである。そのため，正式な学術用語としては認められていない用語もときに使用している。これらはアルコール依存症という疾患について読者が少しでもイメージしやすくするための工夫であり，ご容赦いただきたい。また各章に登場する症例は，筆者が30余年の臨床医生活の中で出会った実在の人々であるが，プライバシー保護のために細部を変更している。

2019 年 9 月

倉持　穣

クリニックで診るアルコール依存症：減酒外来・断酒外来

Contents

まえがき……………………………………………………………………………………… iii

第1章　図で説明するアルコール依存症

アルコール依存症患者のほとんどは，
　「自分はアルコール依存症である」ということに気がつかない …………… 3

回復への第一歩は，アルコール依存症についての医学的知識……………… 3

アルコールは強力な依存性薬物
　：アルコール依存症は誰でもなり得る疾患………………………………… 4

アルコール依存症の様々な症状…………………………………………………… 8

現代の日本における飲酒者の人口分布
　：アルコール依存症「ピラミッドモデル」………………………………… 9

107万人と推定されている現代の日本のアルコール依存症患者 ………… 12

アルコール依存症と診断され，
　治療を受けている人はわずか4～6万人 ………………………………… 14

アルコール依存症「アリ地獄モデル」………………………………………… 14

アルコール依存症の進行過程…………………………………………………… 17

アルコール依存症の生物学的メカニズム……………………………………… 31

アルコール依存症の医学的な診断基準………………………………………… 36

第2章　多様化する現代のアルコール依存症

アルコール依存症の多様化と病像の変化……………………………………… 43

「乱用型アルコール依存症」：毎日の飲酒習慣はないが，
　ひとたび飲酒するとアルコールをコントロールできない人々…………… 43

「高学歴アルコール依存症」「社会的地位の高いアルコール依存症」……… 49

女性のアルコール依存症………………………………………………………… 53

定年後アルコール依存症………………………………………………………… 59

25歳より若い時期に発症する青年のアルコール依存症 …………………… 60

うつ病・躁うつ病とアルコール依存症の合併………………………………… 63

発達障害とアルコール依存症の合併……………………………………………… 66

ギャンブル依存症などのその他の依存症（嗜癖）と
　アルコール依存症の合併……………………………………………………… 71

第3章　減酒外来の具体的な進め方

減酒外来とは………………………………………………………………………… 77

Ｊカーブと，Ｊカーブのウソ …………………………………………………… 80

減酒外来初日（1）受診に至った経緯（困っている問題）について聞く … 82

減酒外来初日（2）過去1年間の飲酒状況について聞く ……………………… 84

減酒外来初日（3）患者がどのような人なのかを理解する ………………… 87

減酒外来初日（4）血液検査を行う ……………………………………………… 91

減酒外来初日（5）アルコール依存症スクリーニングテストを行う ……… 93

減酒外来初日（6）アルコール依存症についての「ミニ講義」を行う …… 98

減酒外来初日（7）治療方針を定める ………………………………………… 99

減酒外来初日（8）減酒目標を定める …………………………………………102

減酒外来初日（9）記録（減酒日記）の重要性
　：「レコーディング減酒」の勧め ………………………………………………107

減酒外来初日（10）減酒外来における薬物療法：渇望抑制薬 …………108

減酒外来初日（11）通院頻度を定める …………………………………………117

減酒外来2回目以降（1）減酒外来の実際の例 ………………………………118

減酒外来2回目以降（2）減酒外来を始めた患者が辿る長期的な経過 …121

減酒外来2回目以降（3）減酒外来のイメージ
　：「スペースシャトル」の喩え …………………………………………………128

第4章　減酒外来と断酒外来を使い分ける

減酒外来と断酒外来を組み合わせる……………………………………………133

アルゴリズムによる減酒外来と断酒外来の使い分け………………………133

日本におけるアルコール医療の歴史……………………………………………135

第5章　断酒外来における「断酒継続3本柱」

断酒外来とは………………………………………………………………………141

断酒継続3本柱とは………………………………………………………………141

1本目の柱：断酒外来における薬物療法………………………………………142

2本目の柱：断酒外来における個人精神療法…………………………………148

3本目の柱：断酒外来における集団精神療法…………………………………162

Column 1　A.A. の歴史　172
Column 2　断酒会の歴史　174

第6章　断酒外来の具体的な進め方

断酒外来を行うための2つのコツ……………………………………………179

断酒外来初日（1）病識を発見することを意識する ………………………179

断酒外来初日（2）初診してきた患者に敬意を持つ ………………………180

断酒外来初日（3）断酒外来における「ミニ講義」………………………181

断酒外来初日（4）「断酒継続3本柱」を提示し，
　　どれを使っていくかを暫定的に決定する…………………………………182

断酒外来初日（5）初診日の処方と，次回の外来の約束 …………………184

断酒開始1週間後（解毒期）…………………………………………………185

断酒開始1ヵ月後（静穏期）…………………………………………………186

断酒開始3ヵ月〜1年後（静穏期と再飲酒危機期の繰り返し）…………187

断酒開始1年後以降（安定初期）……………………………………………205

断酒開始3年後以降（安定期〜発展期）……………………………………213

第7章　家族への援助

家族にできることはたくさんある……………………………………………221

家族相談とは……………………………………………………………………221

家族相談初日（1）家族の孤独を理解する …………………………………222

家族相談初日（2）家族に対する「ミニ講義」……………………………223

家族相談初日（3）家族が陥りやすい4つの行動パターン ………………224

家族相談初日（4）家族の行動パターンを変化させる ……………………… 228

家族相談初日（5）患者に対するコミュニケーションのあり方を
　変化させる……………………………………………………………… 233

家族相談初日（6）家族を自助グループや家族会につなぐ ………………… 240

家族相談初日（7）チャンスを見極める ……………………………………… 242

家族相談2回目以降（1）患者が治療につながってから ………………… 243

家族相談2回目以降（2）患者が再飲酒してしまったときの対応 ……… 243

家族相談2回目以降（3）アルコール以外の問題への対応 ……………… 244

家族相談2回目以降（4）回復への抵抗 ……………………………………… 245

家族相談2回目以降（5）家族の人間的成長 ……………………………… 246

家族相談2回目以降（6）「家族」という幻想 …………………………… 247

あとがき：人生の貧乏くじ……………………………………………………… 249

文献………………………………………………………………………………… 253

第**1**章

図で説明する
アルコール依存症

アルコール依存症とはどのような疾患なのか？

本章では，この疾患について図を多用して概説している。

アルコール依存症の治療の第一歩は，

この疾患の基本的な知識を患者に与えることから始まる。

アルコール依存症患者のほとんどは，「自分はアルコール依存症である」ということに気がつかない

多くの医療者がアルコール依存症患者を敬遠する。

理由は単純である。アルコール依存症患者のほとんどは，「自分はアルコール依存症である」という認識（病識）が欠如しており，治療意欲に乏しいからである。

アルコールによる重大な問題が出現しているにもかかわらず，患者は「たまたま飲み過ぎただけだよ」などとうそぶく。家族が泣いている傍らで，へらへらと酔っぱらっている。周囲が熱意を持って接すれば接するほど裏切られる。そして何より，周囲を裏切っていること自体に，患者自身が気がつかない。医療者が「病識が乏しいアルコール依存症患者の相手をしても時間の無駄だ」「アルコール依存症患者なんぞには関わり合いたくない」と考えてしまうのは，当然のことかもしれない。

本書は，アルコール依存症の治療に対して，一つの発想の転換を提案している。すなわち，「病識」が乏しいからアルコール依存症は治療しにくいと考えるのではなく，アルコール依存症の治療とは，患者の中に「自分はアルコール依存症である」という「病識」を育てていくことだと考えてみることである。

医療者のなすべきことは，患者に酒をやめさせることではなく，「酒をやめなくてはならない」と気づかせていくことである。その事実に気がつけば，患者は自ずと「減酒」あるいは「断酒」を続けていこうと思うだろう。患者は自ら努力をするだろう。

回復への第一歩は，アルコール依存症についての医学的知識

「病識」を育てていくことが治療であると考えた場合，医療者が最初に取り組むべき課題がある。それは「アルコール依存症とはどういう疾

患であるのか」についての医学的知識を患者に与えることである。

　まえがきで書いたように，アルコール依存症は，現代においてもいまだに大きな偏見に包まれた疾患である。「アルコール依存症」＝「毎日，飲酒する人」＝「仕事嫌いの怠け者」＝「飲んで暴れる酒乱」＝「人生の落伍者」＝「ダメ人間」といった偏見が，アルコール依存症という疾患を強固に包んでいる。

　世間が思っているよりも「お酒好き」と「アルコール依存症」との距離は近い。アルコール依存症は確かに「病識」の乏しい疾患であり，別名「否認の疾患」とも呼ばれるが，アルコール依存症に対する無知や偏見が，「否認の疾患」であることを助長している。逆に言えば，「アルコール依存症についての医学的知識」を患者に与えるだけで，患者は回復への道を歩み始める可能性がある。

　このような観点から，筆者は初診において，患者に対してアルコール依存症についての「ミニ講義」を必ず行うようにしている。患者に早急な意志決定を迫るよりも，まずアルコール依存症についての医学的知識を与えることを何よりも優先する。患者には知る権利がある。

　本章は，アルコール依存症についての説明の章であるが，そのまま患者に対しての「ミニ講義」としても使えるように書かれている。図を多用しているのは，疾患についてのイメージを持ちやすくするためである。

アルコールは強力な依存性薬物
―アルコール依存症は誰でもなり得る疾患―

　脳に直接作用し，陶酔感，多幸感などの快楽を与えてくれる物質のことを，精神作用物質と呼ぶ。精神作用物質は，気分や感情を手っ取り早く変容させてくれるため，人間にとって非常に便利な物質であった。それゆえ人類は太古の昔より，自然界の中から様々な精神作用物質を見つけ出そうと多大な努力を積み重ねてきた。

　アルコール（エチルアルコール）もまた，精神作用物質の一つである。

農耕が始まり，ムラやクニが生まれ，文明が始まると同時に，人類は余った穀物を発酵させてアルコールを作り始めた。アルコールは人類が発見した最古の精神作用物質であった。

しかし，精神作用物質は「諸刃の剣」でもあった。精神作用物質を頻回に使用していると，脳内の「報酬系」と呼ばれる回路に不可逆的な変化が起こり，様々な弊害が生じても使用をやめられなくなってしまう。それゆえ精神作用物質は，依存性薬物とも呼ばれるようになった。

各依存性薬物の種類と特徴を，**表1-1**[1]にまとめた。

依存性薬物は，脳の活動を抑制してリラックス感を与えてくれるダウナー系（抑制系）と，脳の活動を刺激し興奮させてくれるアッパー系（興奮系）の2系統に分けられる。アルコールはアヘン類などと同じくダウナー系の薬物だが，酩酊初期には大脳新皮質の活動を抑え感情や欲求を解放する（脱抑制する）ことで，ときにアッパー系のような働きもする。

依存性薬物は，精神依存，身体依存，耐性という3つの要素から成り立っている。

精神依存とは，その物質を摂取したいという欲求に，しばしば囚われてしまうようになることである。すべての依存性薬物は，多かれ少なかれ精神依存を有している。

身体依存とは，その物質の連用を中止したときに，不快な離脱症状（禁断症状）が出現するようになった状態を指す。

耐性とは，その物質が次第に効きにくくなっていくことである。同じ効果を得るために，より多量の摂取が必要となってくる。

表1-1を見ると，アルコールは3拍子そろった強力な依存性薬物であることがわかる。誤解を恐れずに言えば，アルコールは大麻よりも強力である。強力な依存性薬物であるにもかかわらず，法律的に許容されていることもアルコールの大きな特徴である。合法であるどころか，盆，正月，冠婚葬祭，歓送迎会，忘年会，新年会など，人間の文化の中にアルコールは広く深く根づいている。

6 第1章 図で説明するアルコール依存症

表1-1 主な依存性薬物の種類と特徴 (文献1より引用改変)

中枢神経作用	薬物のタイプ	精神依存	身体依存	耐性形成	乱用時の主な症状	離脱時の主な症状
ダウナー系（抑制系）	アヘン類（モルヒネ，ヘロインなど）	+++	+++	+++	鎮痛，縮瞳，便秘，呼吸抑制，血圧低下，傾眠	瞳孔散大，流涙，鼻漏，嘔吐，腹痛，下痢，焦燥，苦悶
	バルビツレート系	++	++	++	鎮静，傾眠，麻酔，運動失調，尿失禁	不眠，振戦，けいれん発作，せん妄
	アルコール	++	++	++	酩酊，脱抑制，運動失調，尿失禁	発汗，不眠，抑うつ，振戦，嘔気，嘔吐，けいれん発作，せん妄
	ベンゾジアゼピン系（抗不安薬，睡眠薬など）	+	+	+	鎮静，催眠，運動失調	不安，不眠，振戦，けいれん発作，せん妄
	有機溶剤（シンナー，トルエンなど）	+	±	+	酩酊，脱抑制，運動失調	不安，焦燥，不眠，振戦
	大麻（マリファナ，ハシッシなど）	+	±	+	眼球充血，感覚変容，情動の変化	不安，焦燥，不眠，振戦
アッパー系（興奮系）	コカイン	+++	0	0	瞳孔散大，血圧上昇，興奮，けいれん発作，不眠，食欲低下	脱力，抑うつ，焦燥，過眠，食欲亢進（※反跳現象と呼ぶ）
	アンフェタミン（覚醒剤，MDMAなど）	+++	0	+	瞳孔散大，血圧上昇，興奮，不眠，食欲低下	脱力，抑うつ，焦燥，過眠，食欲亢進（※反跳現象と呼ぶ）
	LSD	+	0	+	瞳孔散大，感覚変容	不詳
	ニコチン	++	±	++	鎮静あるいは発揚，食欲低下	不安，焦燥，集中困難，食欲亢進

+，−，0は，有無および相対的な強さを表す。

アルコールは大麻よりも強力である！

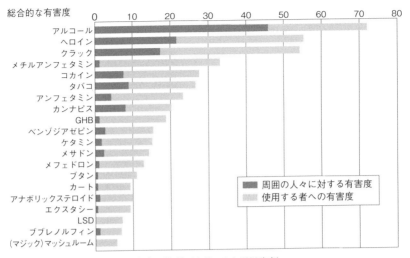

図1-1　各依存性薬物の有害度の比較（文献2より引用改変）

　入手のしやすさも特徴の一つだろう。現代の日本においては，24時間いつでもコンビニでアルコールを買うことができる。廉価販売により，値段は水よりも安いこともある。居酒屋の「2時間飲み放題コース」など，大量飲酒を促すシステムもてんこ盛りである。アルコールは最も手に入りやすく，最も安価な依存性薬物と言ってもよいかもしれない。

　結論から言うと，アルコールはすべての依存性薬物の中で，最も有害な依存性薬物である。

　2018年に厚生労働省（以下，厚労省）が発表した推計によると，アルコールによる年間死亡数は日本において約3万5千人に上っている。これは近年問題となっている自殺者の数をはるかに上回る数字である。2018年の世界保健機関（WHO）の報告では，アルコールの有害な使用による死者は2016年にはおよそ300万人であり，世界のすべての死者の5.3%に当たる。これは，結核，エイズ，糖尿病による死者数よりも多い。

　2010年にイギリスのLancet誌で発表されたNuttらの研究チームの報告は興味深い（図1-1）[2]。彼らは様々な依存性薬物を，死亡率，依

存度，精神への影響，社会への影響，家庭への影響などについてそれぞれ数値化し比較しているが，「すべての依存性薬物の中でアルコールが最も有害な薬物である」と結論づけている。アルコールは「使用する者への有害度」も強力だが，それに加えて「周囲の人々に対する有害度」が他の薬物と比べても群を抜いて高く，結果的に総合1位になっている。人類が発見した最古の精神作用物質であるアルコールが，人類にとって最悪の依存性薬物でもあったのだとしたら，皮肉な話としか言いようがない。

アルコール依存症の様々な症状

　アルコール依存症の本態は，慢性進行性・不可逆性の「飲酒コントロール障害」である。次第に患者は，自分の意志では飲酒をコントロールすることができなくなっていく。

　その結果，様々な二次的な症状が出現するようになる。たとえば健康上の問題，家庭内の問題，職場での問題，社会的な問題などである。「飲酒コントロール障害」が一次障害であり，「飲酒コントロール障害によって出現する様々な問題」が二次障害であると言ってもよい（図1-2）。

　アルコール依存症に対する世の中の不理解や誤解の多くは，この点を理解していないことから来る。たとえば，「アルコール依存症」＝「飲んで暴れる酒乱」と世間では思われていることが多いが，これは大きな誤解である。「飲んで暴れる」という症状は二次障害の一つであり，アルコール依存症の本態ではない。

　一次障害である「飲酒コントロール障害」の結果，二次的に「飲んで暴れる人」もいれば，「飲んで暴れない人」もいる。どのような二次障害が起こってくるかは，その患者の個性により様々である。個人差は極めて大きい。

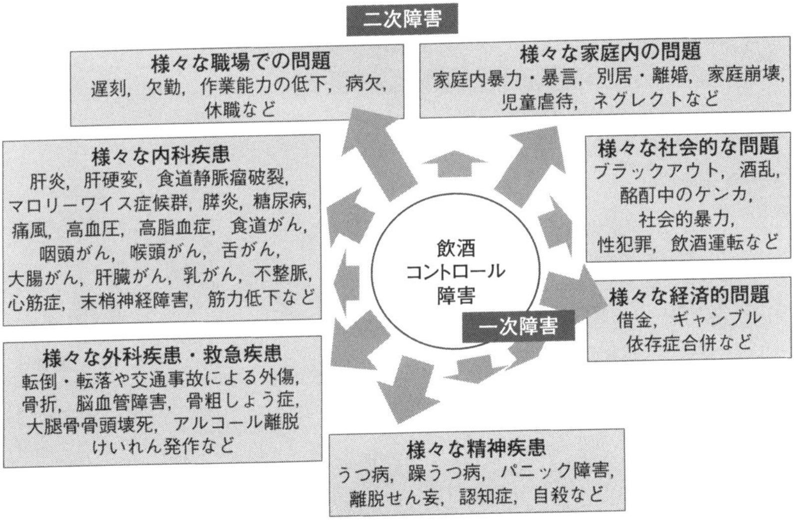

図1-2 アルコール依存症の様々な症状

現代の日本における飲酒者の人口分布
―アルコール依存症「ピラミッドモデル」―

　本書においては，飲酒量はグラム（ｇ）の単位で表される純アルコール量に換算して話を進めていく。グラムと言われてもピンとこない人がほとんどであろう。適宜，**図1-3**を見返しながら，本書を読み進めていただければ幸いである。

　さて，飲酒者の人口分布は，**図1-4**のようなピラミッド型のモデルで考えてみるとわかりやすい。ピラミッドの体積は，人口を表現している。飲酒ピラミッドは，底辺部の「害の少ない使用」から，「危険な使用」，「有害な使用」を経て，頂点部の「アルコール依存症」まで，4つの部分から成り立っている。これらは別々のものではなく，連続的につながっている。

　厚労省は，第一次健康日本21[3]において「節度のある適度な飲酒」を，

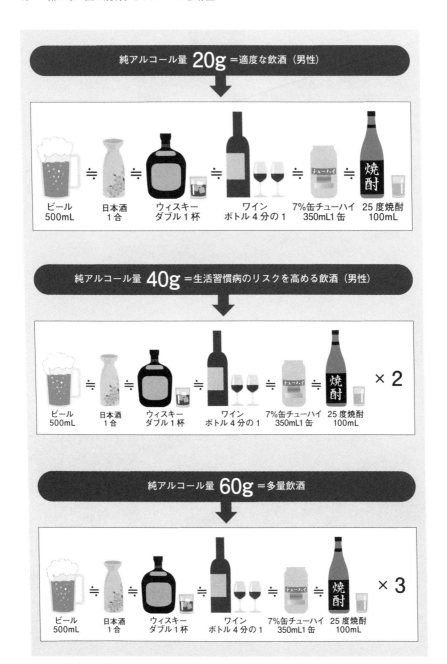

図1-3　様々なアルコール飲料と純アルコール量

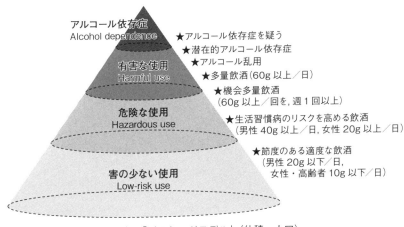

図1-4 飲酒者の人口分布 「ピラミッドモデル」（体積＝人口）

「男性では20g以下／日，女性と高齢者では10g以下／日」と規定している。これとは別に厚労省は，休肝日を週に2日以上作ることも推奨している。これらより，男性の場合はビール500mL×1杯以下を週に5日以下飲む人であれば，ぎりぎり「害の少ない使用」をしていると言えるだろう。

　ピラミッドの上方にいくに従い，飲酒量・飲酒頻度ともに多い人たちとなり，それと並行して，様々な飲酒問題を引き起こす可能性が高くなっていく。第二次健康日本21[4]で定義された「生活習慣病のリスクを高める飲酒」とは，「男性では40g以上／日，女性では20g以上／日」のことである。この人たちはピラミッドにおいて，「危険な使用」の高度にまで登ってきている。

　さらにピラミッドを上に登っていくと，「機会多量飲酒」を経て，「1日あたり平均60g以上」を飲酒する「多量飲酒」の高度へと入っていく。「多量飲酒」の定義は，「男性で平均60g以上／日，女性で平均40g以上／日」とする場合もある。「多量飲酒」をしている人たちは，すでに「有

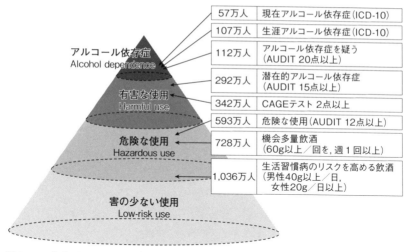

図1-5 「ピラミッドモデル」と各レベルの飲酒者の推計人口

害な使用」のレベルに入ってきている可能性が高い。

　さらに上方にある「アルコール乱用」とは，「依存症とまでは言えないが，飲酒により何らかの有害な問題が出現している状態」の人たちのことであり，明らかに「有害な使用」のレベルの中に入る。そしてピラミッドの頂点には「アルコール依存症」が位置する。

107万人と推定されている現代の日本のアルコール依存症患者

　それでは現代の日本において，アルコール依存症患者はどのくらい存在しているのだろうか．2016年にOsakiら[5]は，2013年における各レベルの飲酒者の推計人口について調査報告している．これらの推計人口を「ピラミッドモデル」の中に組み入れたものが，図1-5である．

　国民の中で，「生活習慣病のリスクを高める飲酒」をしている人は，1,036万人に上る．すなわちアルコールの「危険な使用」をしている人は，

日本の総人口の 10 人に 1 人弱の割合で存在している。

　1 回あたり 60g 以上の飲酒を週に 1 日以上している「機会多量飲酒者」は 728 万人である。こういう人たちはサラリーマンであればざらにいるであろう。

　AUDIT（第 3 章にて詳述）というスクリーニングテストにおいて，40 点満点中 12 点以上の人は 593 万人である。このあたりから，将来的にアルコール依存症に進行し得る「アルコール依存症予備軍」として考えるべきである。

　CAGE（第 3 章にて詳述）というスクリーニングテストにおいて，4 点満点中 2 点以上の人は 342 万人，AUDIT において 40 点満点中 15 点以上の人は 292 万人である。彼らは「有害な使用」をしている人たちとほぼ重なり合っており，「プレ・アルコール依存症」あるいは「潜在的アルコール依存症」と呼んでもよい。少なくとも減酒が必要だが，害が深刻であれば断酒の開始が必要となる。

　AUDIT において 20 点以上の人は，「アルコール依存症を疑う」のレベルの人たちであり，112 万人に上っている。AUDIT 20 点以上が，アルコール依存症かどうかの境界ラインとされることが多い。

　一方，ICD-10 という WHO の診断基準においても，生涯のどこかの時点でアルコール依存症であったと診断される人は，107 万人と推計されている。過去 1 年以内に診断基準を満たす「現在アルコール依存症」患者だけに絞ると 57 万人となるが，後述するようにアルコール依存症は一度罹患してしまうと完治することがない疾患である。これらより，現代の日本におけるアルコール依存症の患者数は，107 万人に上ると言うことができる。

　お酒を飲めない子どもやまったく飲酒しない人も含めて，日本の総人口の 100 人に 1 人弱の割合で，アルコール依存症患者は存在している。アルコール依存症は，決して「特殊な人だけがなる特殊な疾患」ではない。

アルコール依存症と診断され，治療を受けている人は わずか4～6万人

患者によっては，「先生が自分のことをアルコール依存症と言うのであれば，うちの会社の〇〇や□□だってアルコール依存症ですよ。あいつら，ときどき酒臭いし，仕事も休むし」などと反論するかもしれない。もしかするとこの患者が言っていることは正しいのかもしれない。なぜなら世の中のアルコール依存症患者のほとんどは，「アルコール依存症」と診断されていないからである。この患者の会社の〇〇や□□も，アルコール依存症である可能性がある。

2002年から2016年までの厚労省の患者調査によると，アルコール依存症の「患者総数」は，おおむね4～6万人で推移している。これはすなわち，107万人と推定されているアルコール依存症患者のうち，「アルコール依存症」ときちんと診断されている人は，わずか4～6万人に過ぎないということでもある。

残りの100万人以上の人たちは，診断も治療もされず，放置されている。おそらく彼らは，「自分はアルコール依存症である」という事実にさえ気がついていない。これには，アルコール依存症を巡る偏見の問題も大きいであろうし，医療者側の理解の不足という問題も関係しているだろう。

アルコール依存症「アリ地獄モデル」

「ピラミッドモデル」はわかりやすいモデルであるが，人によっては，「自分は確かに多量飲酒者かもしれないが，ピラミッドの上のほうには，自分より重い人がまだたくさん存在している」「自分は軽症のほうでよかった」「自分はまだ大丈夫だ」などと安心してしまう人もいるのではないだろうか。

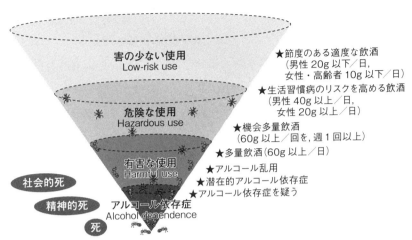

図1-6 飲酒者の人口分布 「アリ地獄モデル」（体積＝人口）

　アルコール依存症は慢性進行性の疾患である。現在は軽症レベルに留まっている人も，数年後にはアルコール依存症のレベルまで進行している可能性がある。またアルコール依存症は不可逆性の疾患でもある。一度変化してしまった「報酬系」の異常は，元の状態に戻ることはない。この点を踏まえて，筆者は，「ピラミッドモデル」を上下逆さまにひっくり返してイメージしてみることを提案している。あえて名づけるとすると，アルコール依存症「アリ地獄モデル」である（**図1-6**）。

　「アリ地獄」は，間口が広いことが特徴である。アルコール依存症の発症の仕方は様々である。ある人は，肝機能障害，高血圧，高尿酸血症，糖尿病などの内科的な問題が最初に出現する。また別の人は，酩酊中のことを覚えていないブラックアウトという症状がしばしば出現するようになる。

　「アリ地獄」は，自分が「アリ地獄」に落ちていることに気がつかないことも特徴である。アルコールは強力な依存性薬物であるが，依存の形成には年単位の時間がかかる。たとえば男性の典型的なケースの場合，

18歳頃から機会飲酒が開始され，30歳頃から次第に習慣飲酒に移行し，40歳の頃から酒量がさらに増え，50歳の頃から「飲酒コントロール障害」がしばしば出現するようになる。30年の歳月をかけて風景が少しずつ変わっていくため，彼は自分が「アリ地獄」にはまっているという事実に気がつかない。気がついたときには，すでに彼は抜け出せなくなっている。

「アリ地獄」は，深みにはまっていくにつれて幅が狭くなっていくことも特徴である。たとえば，「内科疾患」や「外科疾患」が起きた結果，病欠などの「職場の問題」が出現し，「経済的問題」から別居・離婚などの「家庭内問題」が引き起こされる。孤独感や絶望感が強まり，うつ病などの「精神科疾患」が発症したりもする。もともとは様々な個性を持っていた人たちは，「負のスパイラル」を形成しながら，みな同じような境遇に落ちていく。そして最後には，自分自身に対する矜持やプライドまでも失って，薄っぺらな嘘をつく同じような「アル中」患者に成り下がっていく。

「アリ地獄」を落ちていくにつれて，患者が次第に失っていくものは「飲酒コントロール能力」である。現代の医学では，一度失ってしまった「飲酒コントロール能力」は，二度と取り戻すことができない。たとえば患者が10年間の断酒を続けていたとしても，11年目のある日に再飲酒をしてしまえば，一番ひどかった頃の飲み方にたちどころに戻ってしまう。「飲酒コントロール障害」という点から言えば，患者は一度はまったら最後，「アリ地獄」から抜け出すことができないと言ってもよいだろう。患者にできることは，さらに深みに落ちていかないように，「アリ地獄」の壁面にしがみついていることだけである。

このように考えると，アルコール依存症の問題は，単に107万人だけの問題ではないことがわかるだろう。思いきった言い方をすれば，すべての飲酒者は，アルコール依存症「アリ地獄」の中のどこかに位置して

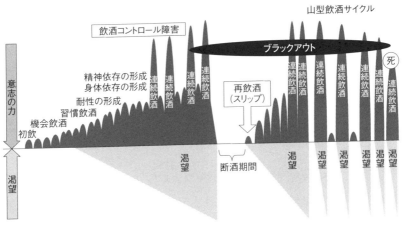

図1-7　アルコール依存症の進行過程

いる。アルコールが強力な依存性薬物である以上，飲酒するすべての人間の脳内では，「依存症の回路」が作られる過程が始まっていると考えられるからである。少なくとも「危険な使用」や「有害な使用」にあたる人たちは，今後，「アリ地獄」の深みの中へはまっていく可能性がある。

アルコール依存症の進行過程

1. 機会飲酒から習慣飲酒へ

　アルコール依存症がどのように進行していくのか，別の角度から見てみよう。ここから続くいくつかの項は，図1-7を見ながら読んでいただきたい。この図は，アルコール依存症が進行していく過程を示したイメージ図である。横軸は人生の時間経過，縦軸は飲酒量を表している。

　盆や正月，会社の歓送迎会など，機会があるときだけアルコールを飲むような飲酒の仕方を，機会飲酒（opportunity drinking）と呼ぶ。一方，「週に3日以上，1回あたり20g以上」飲酒するような飲み方を，

習慣飲酒（habitual drinking）と呼ぶ。アルコールと出会ってすぐに習慣飲酒が始まる人もいるが，飲み始めた最初の数年間は機会飲酒をしていて，人生のある時期から次第に習慣飲酒に入っていく人がほとんどであろう。

アルコール依存症は，一般的には，習慣飲酒をする人たちの中から発症してくる。習慣飲酒を続ける中で，次第に耐性，身体依存，精神依存が形成されていく。

むろん，すべての習慣飲酒者がアルコール依存症になるわけではない。アルコール依存症が発症するかどうかを左右するものの一つは，飲酒頻度や飲酒量などの後天的な要因である。習慣飲酒者の中でも，より頻回に，より大量の飲酒をする人のほうが，アルコール依存症を発症させやすい。

もう一つは，体質などの先天的な要因である。「酒に強い人」のほうが「酒に弱い人」よりもアルコール依存症になりやすい。具体的には，「顔が赤くならない人」「飲んでもまったく乱れない人」「飲んでも気持ち悪くならない人」「いくらでも飲める人」「飲むと明るく楽しくなる人」などである。これらは遺伝子によって規定されている。

「酒豪」と呼ばれるこういう人たちは，世間では，アルコール依存症とは対極の存在であるように思われている。実はそんなことはない。「酒豪」と「アル中」は紙一重である。

2．耐性の形成

アルコール依存症における耐性の形成とは，「酒に強くなっていく」ということである。大酒家の中には，「飲んで鍛えて飲めるようになった」という人が存在するが，薬理作用として言い換えると，「耐性が形成されてアルコールが効きにくくなった」ということと同義である。

たとえば若い頃は缶ビール1本もあれば十分によい気持ちになれていた人が，知らず知らずのうちに酒に強くなり，ウィスキーや焼酎などの

高濃度のアルコールを何杯も平気で飲めるようになる。これは耐性の形成により，普通の量のアルコールでは酔えなくなってしまっているからである。耐性の形成は，アルコール依存症の進行過程において，初期〜中期の頃から起きてくることが多い。

3. 身体依存の形成（離脱症状の出現）

アルコール依存症における身体依存の形成とは，アルコールの連用を中止したときに，不快な離脱症状が出現するようになることである。そのため患者は，今日は酒はやめておこうと思っても，飲酒をやめることができない。

アルコールによる離脱症状は多彩である（表1-1）。「手が震える」などの症状は有名だが，「飲まないと寝つけない」「夜中に目が覚めてしまう」「寝汗をかく」「飲んだ翌朝に気分が落ち込む」「酒が切れてくると何となくソワソワしてくる」「心拍数が増加する」「血圧が高くなる」など，様々な症状がある。身体依存が重篤になると，アルコールを抜いた翌日の日中にてんかん発作（アルコール離脱けいれん発作）を起こしたり，禁酒して数日後に著しい混乱状態（アルコール離脱せん妄）に陥ったりすることもある。

身体依存の形成はアルコール依存症にとって必須の症状ではない。患者の中には，離脱症状をまったく認めない人もいる。しかしその一方で，身体依存が形成されているにもかかわらず，「自分には離脱症状はない」と言い切る人もいる。こういった人には離脱症状がないのではない。毎日，規則正しく大量飲酒する生活習慣が確立しているため，離脱症状が出現する暇がないのである。

4. 精神依存の形成（飲酒渇望の出現）

アルコールへの精神依存が形成されてくるに従い，患者にはしばしば，渇望（craving）と呼ばれる強烈な飲酒欲求が出現するようになる。ひ

とたびアルコールを飲み出すと，とにかく飲みたくて仕方がない。

　アルコール依存症における精神依存の形成はわかりにくい。アルコールが文化の中に溶け込んでいるからなおさらである。

　人は，リラックスしたいときや気分転換したいときなど，生活の中の様々な場面においてアルコールの力を利用する。アルコールは頼りになる相棒である。

　しかしこの相棒は厄介者である。節度を持ってつき合っているうちはよいのだが，深入りするといつのまにか離れられなくなっている。

　最初は，飲まなければ飲まないでもいられるような気もする。しかし，飲まないと何となく物足りない気持ちが強くなり，ついついアルコールに手を伸ばしてしまう。飲酒による様々な問題が出現するようになっても，「会社のつき合いがあるから仕方ない」「明日からやめればいい」などと自分自身に言い訳をして，飲酒することに無意識にしがみつくようになる。

　飲酒渇望は，強迫的飲酒欲求と呼ばれることもある。「今日は飲まない」と思っても，「今日も飲まずにはいられない」のである。

5. 否認の出現

　アルコール依存症は「否認の疾患」とも呼ばれている。「否認」とは心理学の用語であり，自分にとって都合の悪い事実を認めようとしない心の働きのことである。

　アルコール依存症患者は，病状が進行すればするほど，自分に起こっている重大なアルコールの問題を「否認」するようになる。

　「否認」は，精神依存が形成されていることを示す一つの徴候であると考えることもできる。患者にとってアルコールは，いつのまにか「なくてはならないもの」になっている。いわば命の水である。患者にはアルコールなしで生きていくことなど想像もできない。「自分がアルコール依存症である」と認めてしまうと，命の水を取り上げられてしまうた

め，「まだ大丈夫だ」「周りが騒ぎ過ぎなだけだ」「あのときはたまたま飲み過ぎただけだ」などと，自分自身に必死に言い訳をする。「自分はまだ飲めるはずだ」と自分を信じ込ませようとする。

6．ブラックアウト（記憶の欠落）の出現

酩酊中の自分の言動や行動を，あとから思い出せない人がいる。たとえば「三次会の途中から記憶がない」「気がついたらいつのまにか家に帰って寝ていた」「朝起きたら身体中に身に覚えのないアザができていた」などである。これをブラックアウトと呼ぶ。日本語にすると記憶の欠落である。

一般に酒に強い人のほうがブラックアウトを起こしやすい。「いくら飲酒しても気持ち悪くならないが，飲酒の途中でしばしば記憶をなくしてしまう」といった人たちである。年に数回であっても，ときどきブラックアウトを認める人は，アルコール依存症になりかかっていると言ってよいだろう。

ブラックアウトは，脳の中で長期記憶を作ることを司っている海馬の部分が，大量飲酒によって麻痺状態となることで起こる。酩酊中のエピソードを忘れてしまうのではなく，海馬の麻痺のため，酩酊中のエピソードを長期記憶として保存できないのである。酔っぱらいが同じことをくどくどと繰り返すのは，数分前に自分がしゃべったことを記憶できていないからである。

ブラックアウトは，前項で述べた「否認」の原因の一つにもなる。酒で失敗したエピソードを記憶できないのであるから，患者が自分の問題行動を深刻に考えられないのは当然である。

大量飲酒を続けることによって脳が受けるダメージは，想像以上に深刻である。ブラックアウトは，コルサコフ症候群などのアルコール性認知症にもつながっていく。

7. 「飲酒渇望」と「意志の力」との相克

　その人が大量飲酒するかどうかは，意志の力と飲酒渇望の強さとの力関係で決まってくる（図1-7）。

　意志の力を強く働かせているとき，患者が飲酒渇望を抑え込むことは，一時的には可能であるかもしれない。たとえば，仕事において絶対に休んではいけない重要プロジェクトが続いているときなどである。患者は懸命に意志の力を働かせ，飲酒渇望をなだめすかせようとする。しかしプロジェクトが一段落すると，達成感とともに患者の意志の力は弱まり，たちまち飲酒渇望の力に圧倒されてしまう。

　アルコール依存症が進行していくということは，次第に飲酒渇望の力が増大していき，意志の力では飲酒をコントロールすることが困難になっていくということである。

　たとえば，重要な会議の前夜は何とか飲み過ぎないように我慢できていた状態から，次第に前夜にも飲み過ぎてしまうようになる。さらには寝過ごして会議を欠席してしまったり，会議には出席したものの呂律が回らず，大失態をやらかしてしまったりするようになる。

8. 連続飲酒の出現

　さらにアルコール依存症が進行し，飲酒渇望が強くなってくると，患者には，連続飲酒と呼ばれる特徴的な異常飲酒行動がときどき出現するようになってくる。連続飲酒発作と呼ばれることもある。

　ひとたび連続飲酒の状態に陥ってしまうと，患者は「飲酒して酩酊して眠り，起きると再び飲酒して酩酊して眠り……」という状態から抜け出せなくなってしまう。

　重度のニコチン依存症患者にはしばしばチェーン・スモーキングという現象が出現するが，連続飲酒はいわばチェーン・ドリンキングである。患者は，強烈な飲酒渇望に支配されてしまい，意志の力はいまや赤子のように無力である。

患者の体験談を聞いてみると，連続飲酒の状態に陥っているときは，快感を感じるどころか，かなりつらく厳しい状態のようである。たとえば「酒が切れてくると苦しくて飲まずにはいられなかった」「とにかく飲むことしか考えられなくなった」「泣きながら飲んでいた」「這うようにしてコンビニまで辿り着き，店員が渡してくれた缶チューハイをその場でむさぼり飲んだ」などである。これらより連続飲酒のメカニズムには，おそらく離脱症状も関係している。

連続飲酒の状態に陥っているとき，患者はブラックアウトを起こしていることも多い。たとえば「気がついたらいつのまにか1週間経っていた」「レシートを見ると，ときどき自分で酒を買いに行っていたようだが，まるで覚えていない」などである。

連続飲酒については，医師もほとんど知らないことが多い。筆者の場合も，大学時代の医学部の講義においても精神科医になってからも，連続飲酒について教えてもらったことは一度もなかった。筆者が連続飲酒について初めて知ったのは小説の中であった。ノーベル文学賞作家である大江健三郎氏の初期の小説で「個人的な体験」[6]という作品がある。主人公の鳥（バード）は，小説の中でときどき連続飲酒に陥る。

筆者がこの小説を読んだのは，医学生の頃のことである。当時の筆者は，「おもしろい飲み方があるものだ」と，ちらと思った程度だった。その後，精神科医になってからこの小説を再読したが，やはりピンとこなかった。さらにその後，アルコール依存症を専門とするようになり，連続飲酒に陥った患者たちの話を聞いているうちに，ふとこの小説のことを思い出した。読み返してみると，まさに連続飲酒のことだった。

鳥（バード）は二十五歳の五月に結婚したが，その夏，四週間のあいだ，ウィスキーを飲みつづけた。突然かれは，アルコールの海に漂流しはじめたのだ。かれは泥酔したロビンソン・クルーソーだった。

鳥は大学院生としてのすべての義務を放擲し，アルバイトもかれ自身の勉強も，なにもかも棄ててかえりみず，深夜はなおさらのこと真昼のあいだも，暗くしたリヴィング・キッチンでウィスキーを飲んで音楽を聴くことと酔いつぶれて辛い眠りを眠ることのほかに，生きている行為をなにひとつしなかったような気がする。四週間後，彼は七百時間もつづいた深く苦渋にみちた酔いから蘇り，戦火にまみれた都市ほどにも荒廃しきった，惨めな醒めた自分を見いだした。(中略) 鳥自身，自分のなかにいまも残る隠微ながら根強いアルコールへの指向を警戒していた。ウィスキー地獄の四週間以来，かれはなぜ，自分が七百時間も酔いつづけたのかをくりかえし考えてきたが，確たる理由にたどりつけたことはなかった。自分がなぜウィスキーの深淵にもぐりこんだのかわからない以上，再び，不意にそこに立ち戻ってしまう危険は，つねにのこされているわけだ。

9. 山型飲酒サイクルの出現

アルコール依存症というと，「毎日，酒を飲んでいる人」「毎日，酒が飲みたくて仕方がない人」というイメージがある。これは誤解である。アルコール依存症であっても，一定期間の禁酒をすることができる。

アルコール依存症がさらに進行してくると，患者の飲酒の仕方は二極化してくる。すなわち，連続飲酒せざるを得ない「山の時期」と，まったく飲酒をしない「谷の時期」の二極に分かれるようになる。このような飲酒のパターンのことを，山型飲酒サイクルと呼ぶ（図1-7）。

まったく飲酒をしていない時期においては，かつて患者を圧倒していた飲酒渇望は，一時的に「休眠」している。喩えれば休火山のようなものである。

禁酒しているときの患者は「酒のことなど頭にも浮かばない」「飲酒欲求などまったく感じない」「だから自分はアルコール依存症ではない」などと言う。しかしアルコールを1杯でも口にすると，飲酒渇望はたち

まち活動を再開する。最初の1杯が次の1杯を呼び，やがて患者は以前と同じような連続飲酒の状態に戻ってしまう。飲酒渇望は脳の中に刷り込まれている。

山型飲酒サイクルが認められた場合，その患者は重症であると言ってよいだろう。「飲酒コントロール障害」はかなり進行しており，「適量を飲む」ということがほとんど不可能になっている。

アルコール依存症とは，次第に百かゼロかどちらかの両極端の飲み方しかできなくなっていく疾患である。アルコール依存症患者とは，「毎日，酒を飲んでいる人」のことではなく，「ほどほどに酒を飲めない人」のことである。

10.「隠れ連続飲酒」

連続飲酒は，アルコール依存症の進行期に出現する特徴的な異常飲酒行動であるが，進行期の多くの患者は「自分は連続飲酒などしたことがない」と主張する。たとえば患者は，「自分は確かにほぼ毎日飲酒をしているが，朝酒や昼酒はしたことがない」「基本的に夜にしか酒を飲まない自分は，アルコール依存症などではない」と話す。

本当にそうだろうか。

このような患者が連続飲酒の状態にあるかどうかを判断するためには，まず，アルコールの分解に要する時間について考えなければならない。アルコールを分解するスピードは極めて個人差が大きいことが知られているが，ここでは男性において純アルコール量5g／時間，女性においては4g／時間の分解速度であるとして，計算をしてみよう。

今，1時間あたり純アルコール量5gを分解できる男性が，「節度のある適度な飲酒」であるビール500mL×1缶相当（純アルコール量20g）を，ほぼ毎晩，深夜の0時まで飲んでいるとする。

この男性がビール500mLを分解するためには，20g÷5g＝4と計算し，約4時間を要する。睡眠中はアルコール分解速度が覚醒時より遅

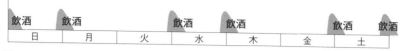

図1-8　節度のある適度な飲酒

くなるため，分解にはもう少し時間がかかるかもしれないが，翌朝には，彼の体内からアルコールはほぼ消退していると言えるだろう（図1-8）。

　ではこの男性が，ビール500mL×5缶相当（純アルコール量100g）を，毎晩，深夜0時まで飲んでいるとしたらどうだろうか。単純計算すると，100gの純アルコールを分解するためには，100g÷5g＝20と計算し，約20時間を要する。もちろん飲み始めた時間を考えなければならないが，少なくとも翌日の夕方頃まで彼の体内にはアルコールが残っている可能性がある。もし耐性が形成されていれば，日中，彼はまるでしらふであるかのように仕事をこなせるかもしれないが，彼の息は相当酒臭いだろう。一見すると通常に見えて，実は彼は酩酊しながら仕事をしているのである。

　もしかすると彼には，離脱症状が密かに出現しているかもしれない。翌日の夕方頃からアルコールが切れてきている彼は，なんとなくソワソワして落ち着かなくなってくる。その日の朝には「今日こそは休肝日にしよう」と決意していたかもしれないが，夕方頃になると，次第に増強していく飲酒渇望に支配されて，「酒を控えるのは明日からにしよう」という考えに変わってしまう。そして終業時間とともに，血液中のアルコール濃度を一定以上のレベルに保つために，会社近くのコンビニで缶チューハイを立ち飲みしたり，帰りの電車のプラットホームのベンチでワンカップをあおったりする。

　明らかな朝酒や昼酒はしないかもしれないが，彼は常にアルコールの支配下にある。こういったパターンを，筆者は「隠れ連続飲酒」と呼ん

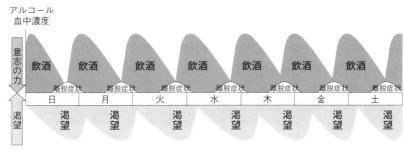

図1-9　隠れ連続飲酒

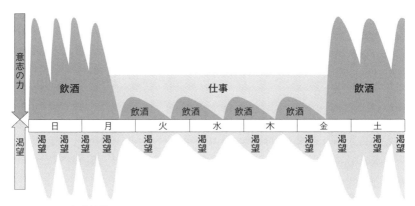

図1-10　週末連続飲酒

でいる（**図1-9**）。そして，自分が「隠れ連続飲酒」の状態に陥っているということに，患者自身が気がついていないことが多い。

11.「週末連続飲酒」「連休連続飲酒」「単身赴任連続飲酒」「休職連続飲酒」「定年後連続飲酒」「専業主婦連続飲酒」など

これらはもちろん正式な病名ではなく，いずれも筆者の造語である。

「週末連続飲酒」とは，**図1-10**のように，平日は意志の力でなんとか飲酒渇望を抑え込んでいるものの，1週間の仕事が終わる週末から，

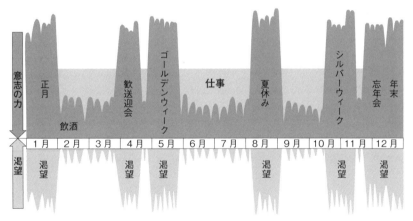

図1-11　連休連続飲酒

明らかな連続飲酒が始まるような飲酒パターンである。患者は，金曜日の夜からろくに食事も摂らず，飲んだり寝たりの生活を繰り返す。日曜日の夜に連続飲酒がぴたりと止まればよいのだが，一度火がついてしまった飲酒渇望は，すぐには抑えることができない。「週末連続飲酒」の影響はしばしば月曜日の朝まで残り，患者は月曜日の朝に遅刻したり休んだりするようになる。月曜日の遅刻や欠勤は，アルコール依存症が進行してきているサインでもある。

「連休連続飲酒」とは，図1-11のように，仕事が長い休みに入る正月やゴールデンウィーク，夏休みなどに，著明な連続飲酒の状態に陥る飲酒パターンである。やはり一度始まってしまった連続飲酒は止まらない。連休明けの欠勤は，アルコール依存症の進行のサインである。患者によっては，なんとか酒を切って出勤してはきたものの，仕事を再開した連休明け初日の午後などに，いきなりアルコール離脱けいれん発作を起こす人もいる。

「単身赴任連続飲酒」とは，サラリーマンが家族から離れて単身赴任

をしたことを機に，しばしば連続飲酒が出現するようになる飲酒パターンである。見知らぬ土地，プレッシャーのきつい仕事，話し相手のいない孤独な週末などは，連続飲酒を加速させる。ネットを通じたテレビ電話などで，家族が患者の異変に気づくこともある。

「休職連続飲酒」とは，患者が何らかの理由で長期の病欠や休職などに入った期間に，日中から連続飲酒に陥る飲酒パターンである。第2章で後述するように，アルコール依存症はうつ病と合併しやすい。医療者が患者のアルコール依存症を見落とし，単なるうつ病として自宅療養に入らせたりすると，患者はうつ病と連続飲酒が入り混じった酒浸りの状態に陥っていく。

「定年後連続飲酒」とは，患者が定年を迎えて，することがなくなり，朝から連続飲酒を始めるような飲酒パターンである。「定年後連続飲酒」をしている患者は，暴れたり社会的問題を起こしたりすることは少なく，ただおとなしく地味に飲んでいる。飲酒の仕方も，朝や昼や午後などにちびちび飲むような「少量分散型飲酒」の形をとることが多い。そのため，患者の家族は，「今まで頑張って働いてきてくれたのだから好きな酒くらい」と黙認してしまいがちである。気がつくと患者は重篤なアルコール性認知症に陥ってしまっていたりもする。

「専業主婦連続飲酒」とは，いわゆるキッチンドリンカーのことである。患者はアルコールが体内に入っていないと，家事や育児をこなすだけの気力が出ない状態になっている。彼女は1日の活力を得るために，夫が起き出す前の早朝，その日1杯目のワインをひっかける。朝食を食べさせて夫や子どもたちを送り出すと，ほっとして本格的にワインを飲み出す。夕方になると，食材を買いに行く気力を出すために，再びワインの力を借りる。子どもたちが学校から帰ってきた後は，ワインを飲みながら夕食を作る。夫が帰宅したとき，彼女はワインの空ボトルを抱えたまま，キッチンの片隅で酔いつぶれてしまっている。

12.「ブレーキの壊れた車」の喩え

患者に対してアルコール依存症の説明をするとき,「ブレーキの壊れた車」の喩えをするとわかりやすい。

アルコールを車に喩えると,患者は今まで,とても便利で快適な「アルコールという車」を愛用してきたと言える。この車に乗ると,患者は爽快感を感じることができた。日常の嫌なことを忘れることもできた。車に乗り始めた頃,「ブレーキ」はよくきいていた。患者は「アルコールという車」を縦横無尽に乗りこなすことができた。

しかしアルコールは強力な依存性薬物である。便利さや快適さゆえ,毎日欠かすことなくその車に乗っていたり,スピードを出し過ぎていたりすると,次第にその車の「ブレーキ」はききづらくなってくる。脳の中に「依存症の回路」が刷り込まれ,「飲酒に対するブレーキ」は,慢性進行性・不可逆性に壊れていく。

その結果,その車に乗ると,しばしば自分の意志で車を止めることができなくなる。車が猛スピードで暴走を始め,自分の意志では車から降りられなくなっている状態が,すなわち連続飲酒である。

車からなんとか降りることに成功すれば,患者は一息つくことができるだろう。しかし一度壊れてしまった車の「ブレーキ」は,現在の医学では修復することはできない。

暴走運転の傷が癒えた頃,患者は「今度こそ慎重に運転しよう」と軽く考えて,車に乗ることを再開する。最初はうまく運転できるかもしれない。しかし「ブレーキ」が壊れている以上,どこかで暴走運転が始まるのは必定である。再び患者は,連続飲酒の状態に陥る。車から降りている時期と,車に乗って暴走運転せざるを得ない時期とを繰り返すのが,すなわち山型飲酒サイクルである。

13.「アルコール中心的な考え方」の出現

精神依存の形成の項にも記したが,アルコール依存症において最も恐

ろしい症状は，知らず知らずのうちに「アルコール中心的な考え方」に支配されるようになってしまうことである。

　たとえばある男性の患者は，日曜日に家族でピクニックに出かけるよりも，自分の部屋で１人で連続飲酒していることのほうが大切になる。生命的に危険な状態にあるにもかかわらず，家族に隠れて飲酒するようになる。「酒が飲めない人生なんて生きる意味がない」「どうせ人間，最後には死ぬんだし」などと本気で言うようになる。妻が子どもを連れて実家に帰ってしまったら，「よし，うるさい奴はいなくなった。これで誰にも邪魔されずに，好きなだけ酒を飲むことができる」と思うようになる。

　次第に患者は，仕事，家族，健康，社会的信頼，生きがいといった人生における重要な物事よりも，アルコールが与えてくれる「快」を優先するようになる。しかも彼は，自分がそのような異常な状態に陥っていることに気がつかない。脳がアルコールに支配され，まともな判断を下すことができなくなってしまっているのである。「病識」など育つはずもない。

　人としてのモラルは低下していく。彼は飲むために平気で嘘をつくようになる。家族に隠れて飲酒するようになり，家の中のあちこちにアルコールを隠しておくようになる。「二度と飲み過ぎません」と妻に書かされた誓約書を，平気で無視するようになる。

　確かに彼は，一見すると「ダメ人間」のように見える。

アルコール依存症の生物学的メカニズム

　アルコール依存症は，脳内の「報酬系（A-10神経系）」というシステムの異常であることが推定されている。

　「報酬系」は，人間の「快」の情動を司っている脳内の神経回路である。「報酬系」において神経伝達物質として働くのはドパミンという化学物

32　第1章　図で説明するアルコール依存症

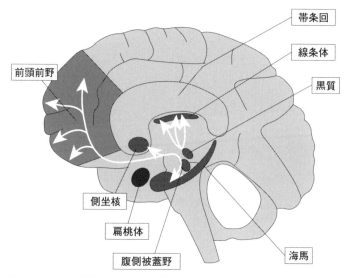

図1-12　脳内報酬系（A-10神経系）

質であり，ドパミンが「報酬系」を構成する神経細胞に沿って次々に分泌されていくことで，脳の中に「快」が伝わっていく。

　図1-12のように，「報酬系」は中脳の腹側被蓋野から始まり，快楽や意欲などに関与する側坐核，記憶や学習の中心である海馬，思考や創造性などの根拠地である前頭前野など，脳内の様々な部分に投射している。つまり「報酬系」は，喜怒哀楽から，記憶，意欲，創造性に至るまで，人間の精神活動全般に関与する。

　「快」というと，「満足感」や「幸福感」といったものを思い浮かべる読者もいるかもしれない。「報酬系」は確かに「満足感」を得られたときも活動するが，むしろ「満足感が得られそうだ」と期待するときに活性化する。報酬を予期する「高揚感」といったほうが近いかもしれない。

　たとえば，「美味しいものを食べているとき」「仕事や勉強で達成感を得たとき」「セックスをしているとき」などにおいて「報酬系」は活動

するが，「メニューを選んでいるとき」「目標が達成されそうなとき」「新しい恋愛にときめいているとき」などにも活性化する。「報酬系」が存在するからこそ，人間は向上心を持ち，目標に向かって努力を続けることができる。

　アルコールをはじめとした精神作用物質は，直接的あるいは間接的にドパミンの分泌を促進し，「報酬系」の活動を活発化させる。アルコールを飲めば，たいした努力をしなくても「高揚感」を感じられるわけである。人によっては，この手っ取り早い方法を多用するようになる。依存症の始まりである。

　まず初期においては，ドパミンによる「快」を求めて，アルコールの使用量や使用頻度が増大する。理性を司る前頭前野の機能は低下していき，飲酒衝動を制御することができなくなる。患者は次第に，アルコールによる酩酊を際限なく求めるようになる。これを「正の強化（正の渇望）」と呼ぶ。

　進行期に入ると，「快」の情動の過剰状態に対する生体の防御反応として，脳内において「不快」の情動が立ち上がり増大していく。次第に患者は，飲酒をしていないとイライラしやすくなったり，うつ状態に陥ったりするようになる。通常の刺激では「快」を感じられなくなり，気力は出なくなる。日常生活は暗い灰色に塗り込められる。

　患者は，ひどい気分がほんの少しでもマシになることを求めて，より大量のアルコールを必要とするようになる。最初は「楽しくなるために」飲酒していたのが，次第に「不快を避けるために」強迫的に飲酒せざるを得ないような状態になっていく。これらを「負の強化（負の渇望）」と呼ぶ。

　このように，アルコール依存症は，「報酬系」における「正の強化」と「負の強化」とが絡み合って進行していく（図1-13，図1-14）[7]。

　「報酬系」は，OldsとMilner[8]という2人の米国人研究者によって偶然に発見された。彼らはラットの脳に電極を埋め込んで電気刺激を与え

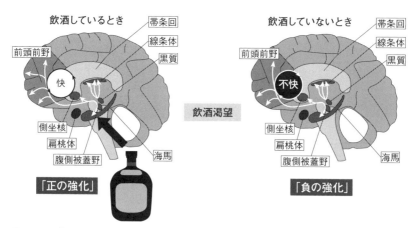

図1-13 「正の強化」と「負の強化」

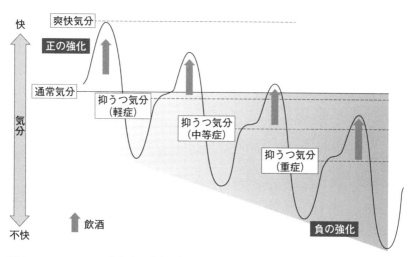

図1-14 アルコール依存症の進行と気分（文献7をもとに改変）

る実験をしている中で，ラットが電気刺激を受けるために何回もレバーを押し続けることに気がついた。電極は偶然にもラットの脳の「報酬系」を突き刺していたのである（図1-15）。

　彼らは様々な実験を続けた。ラットは「快」を感じるために，1時間

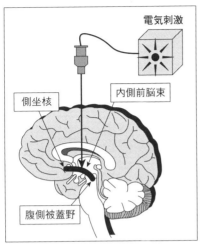
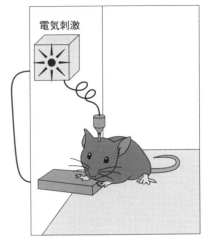

図1-15　電気自己刺激実験

に7,000回もの猛烈なペースでレバーを押し続けた。空腹の状態や喉が渇いた状態にしても，ラットは食べ物や水に目もくれず，レバーを押し続けた。さらにラットがレバーに近づくと足に電気ショック（罰）が与えられるようにしても，ラットは足の痛みに耐えてレバーを押し続けた。このように「報酬系」は，ときに生理的欲求や生命維持のための本能を超えて，ラットを支配してしまう。アルコール依存症になった人間も，このラットと同じ行動を取っている。患者には見えない電極が突き刺さっているのである。

　人間は一見すると，自分の自由意志でアルコールを飲んでいるように見える。実験ケージの中に閉じ込められ電極につながれている状態にあるラットと，「自分の金で好きな酒を飲んで何が悪い」と開き直り，自分が自由であることを信じて疑わない人間と，いったいどちらが重症と言えるだろうか。

アルコール依存症の医学的な診断基準

アルコール依存症の医学的な診断基準について簡単に触れておく。

現代の精神医学において，有力な診断基準は2つある。1つはWHOによる「国際疾病分類（ICD)」であり，もう1つはアメリカ精神医学会（APA）による「精神疾患の診断と統計の手引き（DSM)」である。2つの診断基準は，相互に影響を与え合いながらそれぞれが改訂を重ね，現在に至っている。

近年，それぞれの診断基準において，新しい改訂が行われた。すなわちICDにおいては，従来のICD-10からICD-11に改訂されることが，2019年5月に正式に承認された（ICD-11は2022年から発行される)。またDSMにおいては，従来のDSM-IV-TRからDSM-5への改訂が2013年に行われた。これらの改訂において，アルコール依存症に対する診断について大きな変化が起こっている。

1．ICD-10からICD-11へ

日本において公的に使用されている疾患分類は，このICDによる分類である。2019年現在は，ICD-10が使われている。

表1-2に示すように，ICD-10において診断に必要な項目は6項目である。このうち3項目以上が過去12ヵ月の中で同時に存在すれば,「アルコール依存症候群（Alcohol Dependence Syndrome)」と診断される[9]。各項目の具体的な例としては，表中に示したようなものが挙げられるだろう。

ICD-11においては，診断に必要な項目は3項目に整理されている。このうち2項目以上が同時に存在すれば「アルコール依存（Alcohol dependence)」と診断されることになる（これらは2019年8月の時点では暫定発表である）（表1-3)[10~12]。

表1-2　WHOの診断基準「ICD-10」（各診断項目の具体的な例）（簡易化）

アルコール依存症候群（Alcohol Dependence Syndrome）
ICD-10（1992年〜）

1	アルコール使用のコントロール障害	・前もって決めていた量以上に飲んでしまう／予定していた時間以上に飲んでしまう ・今日は飲まないと決めていたにもかかわらず飲んでしまう ・飲み始めたら止まらない／泥酔するまで飲んでしまう
2	アルコールを使用したいという強烈な欲求（渇望）	・仕事中も酒のことを考える／仕事が終わったら1人でも飲みに行く／仕事中も飲む ・家族に隠れて飲む ・手元に酒がないと不安／酒が切れたらわざわざ酒を買いに行く
3	アルコール中心の生活	・仕事や家族や趣味などよりも，酒を飲むことを優先する ・飲酒に費やす時間，酔っている時間，酔いから醒めるまで時間が延長する
4	有害な結果にもかかわらずアルコールを使用する	・飲酒による内科的問題（肝機能障害・糖尿病・痛風・高血圧など）や精神科的問題（抑うつ・認知機能低下など）を指摘されているにもかかわらず飲んでしまう
5	耐性	・飲み始めた頃より，飲酒量が増えている ・多量に飲まないと，酔えなくなっている（酒に強くなった）
6	離脱症状	・酒を飲まなかったり，酒が切れてくると，離脱症状が出現する（不眠，イライラ，不安，手指振戦，発汗，頻脈，頭痛，微熱，嘔気，食欲低下など） ・酒を飲むと落ち着く

診断▶過去12ヵ月の中で，上記の3項目が同時期に存在した。

表1-3　WHOの診断基準「ICD-11」（簡易化）

アルコール依存（Alcohol Dependence）
ICD-11（2022年〜）

1	アルコール使用のコントロール障害
2	アルコール中心の生活
3	生理学的特性 （耐性または離脱症状の存在）

診断▶過去12ヵ月の中で，上記の2項目以上が同時期に繰り返した。または1ヵ月以上続いた。

38　第1章　図で説明するアルコール依存症

　ICD分類は，「アルコールにより何らかの有害な問題が出現している
がアルコール依存症の診断基準は満たしていない状態」についても，診
断基準を設けている。これらは，ICD-10においては「アルコールの有
害な使用（Alcohol Harmful Use）」という診断名にてコードされ，ICD
-11においては「アルコールの有害な使用パターン（Harmful Pattern
of Use）」という診断名にてコードされている。

2．DSM-Ⅳ-TRからDSM-5へ

　アメリカ精神医学会における従来の診断基準DSM-Ⅳ-TRにおいて
は，アルコール依存症は，「アルコール依存（Alcohol Dependence）」
という診断名にてコードされていた。

　また「アルコールにより何らかの有害な問題が出現しているがアル
コール依存の診断基準は満たしていない状態」については，DSM-Ⅳ-
TRでは「アルコール乱用（Alcohol Abuse）」と診断されていた。これ
は，前記したICD分類における「アルコールの有害な使用」または「ア
ルコールの有害な使用パターン」とほぼ重なり合っている概念である。
2013年に行われたDSM-Ⅳ-TRからDSM-5への改訂においては，
ICDの改訂以上に，極めて大きな変化があった。DSM-Ⅳ-TRまでは，
「アルコール依存」と「アルコール乱用」とは，それぞれ別々の項目に
て診断されていたが，DSM-5においてはその区別がなくなり，すべて
「アルコール使用障害（Alcohol Use Disorder）」という名称の一つの疾
患群としてまとめられたのである。これはすなわち，アメリカ精神医学
会において「アルコール依存症」に相当する疾患名がなくなってしまっ
たということでもある。

　「アルコール使用障害」と診断するために必要な項目は，

　①当初の意図よりも大量または長期間にアルコールを使用する

　②アルコールをやめたい・減らしたいという持続的欲求（またはその
　　努力の失敗）

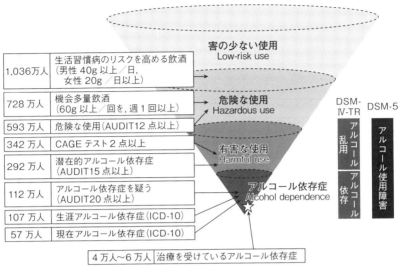

図1-16 「アリ地獄モデル」とアルコール使用障害

③アルコールの入手・使用・作用からの回復に，多くの時間を費やす
④アルコールを使用したいという渇望
⑤アルコールの反復使用により職場・学校・家庭にて重要な役割を果たせない
⑥社会的・対人関係的な問題が生じているにもかかわらずアルコールの使用を継続する
⑦アルコールの使用のために重要な社会的・職業的・娯楽的活動を放棄または縮小している
⑧身体的に危険な状況においてもアルコールの使用を反復する
⑨身体的・精神的問題が生じていると知っていてもアルコールの使用を継続する
⑩耐性
⑪離脱症状

の計 11 項目である。このうち 2 項目以上が過去 12 ヵ月の中で存在すれば，「アルコール使用障害」と診断される[13]。

　読者は，「2 項目以上に該当する人など世の中にいくらでもいる」と思うのではないだろうか。軽度（2〜3 項目が該当），中等度（4〜5 項目が該当），重度（6 項目以上該当）という重症度評価はあるものの，DSM-5 に改訂されたことで，アルコール関連疾患の診断閾値は著しく低下したと言えるだろう。

　本章でここまで述べてきたように，アルコール依存症は，飲酒している人であれば誰でもなり得る疾患であり，早期発見と早期治療が重要である。DSM-5 における「アルコール使用障害」への改訂は，現代におけるアルコール問題に対して，より適合したものと言えるだろう。

　最後にもう一度，「アリ地獄モデル」を使って，本章の内容全体をまとめておく（**図 1-16**）。読者は，現代日本におけるアルコール問題の全体像をつかむことができるだろう。

第**2**章

多様化する現代の
アルコール依存症

現代のアルコール依存症は多様化している。

本章では，様々なタイプのアルコール依存症を，

症例を交えて紹介する。

アルコール依存症の多様化と病像の変化

　かつてアル中という蔑称で呼ばれたように，アルコール依存症は「社会的下層階級の人々が罹患する疾患」というイメージが強い。いわゆる「ドヤ街」などで生活している「ブルーカラー」の「中年男性」が，飲んで暴れたり，路上で寝ていたりするようなイメージである。

　確かにそういった人々もいないことはない。しかし現代において，アルコール依存症は多様化の一途を辿っている。

　「ホワイトカラー」と呼ばれる職業の人々にも，アルコール依存症は多発する。青年から高齢者まで年齢層も幅広い。女性の社会進出とともに，女性のアルコール依存症も急増している。

　病像も変化してきている。暴力をふるったり借金をしたりする「暴れん坊」はいまや少数派となり，内科・外科疾患が前景に出る人たちや，うつ病などの精神疾患を合併する人たちなど，「おとなしいアルコール依存症患者」が増えている。

　本章では，現代におけるアルコール依存症の多様な臨床像について，症例を提示しながら紹介していく。読者がイメージしやすいように，それぞれの一群に名前をつけているが，もちろんこれらは正式な病名ではない。それぞれの群は独立したものではなく，しばしば重なり合うことも付け加えておく。

「乱用型アルコール依存症」－毎日の飲酒習慣はないが，ひとたび飲酒するとアルコールをコントロールできない人々－

　家で飲む習慣はなく，飲酒頻度もせいぜい週に1～2回程度なのだが，ひとたび飲み出すと止まらなくなり，ブラックアウトなどの問題行動を頻回に起こしてしまう人々がいる。従来診断であれば，「アルコールの有害な使用」や「アルコール乱用」と呼ばれている人々であるが，飲み

出すと止まらないという点では，このような人々もまた「飲酒コントロール障害」である。本書では，このような人々のことを「乱用型アルコール依存症」と呼ぶことにする。

前章で述べたように，DSM-5 においては，「アルコール依存」と「アルコール乱用」の区別がなくなり，すべて「アルコール使用障害」としてまとめられた。この定義に従えば，従来の「アルコール依存」は「依存型アルコール使用障害」，従来の「アルコール乱用」は「乱用型アルコール使用障害」としたほうがより適切であるが，本書では「依存型アルコール依存症」「乱用型アルコール依存症」とした。

【症例】34 歳男性，銀行員

本人，妻，長女の 3 人家族。

大学を卒業した後，大手メガバンクに就職した。リーダーシップのある性格で，大学時代は強豪ラグビー部の部長を務めた。もともと酒に強かったが，就職してから営業の仕事に就き，接待などの宴席が増えた。自宅で飲むことはほとんどなく，いわゆる晩酌習慣はなかった。

28 歳で結婚し，1 女をもうけた。休日には子どもをプールに連れていくなど子煩悩な父親であったが，同僚や友人との飲み会に参加すると，必ず最後までつき合った。31 歳頃より，飲み会の途中でブラックアウトするようになり，泥酔して路上で寝ていたり，タクシーの車中で寝込んでしまったりすることが多くなった。ブラックアウトしたまま，キャバクラなどへ行き，大金を使ってしまうこともしばしば見られた。

妻とは，酒の飲み方を巡ってたびたび口論となっていたが，同様の失敗が繰り返された。34 歳のとき，大学時代の同級会があり，明け方の 4 時に泥酔して帰宅した。妻と口論となったが，患者は次第に激高していき，食器棚の中の皿を割ったり，妻に向かって皿を投げつけたりした。翌日，患者には前夜の記憶がまったくなかった。妻は離婚

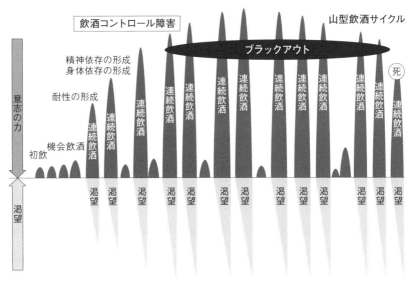

図2-1　乱用型アルコール依存症の進行過程

する覚悟を固め，長女を連れて実家に帰った。1週間後，患者が1人で専門病院を初診した。

「乱用型アルコール依存症」の人たちの飲酒の仕方をイメージにすると，**図2-1**のようになる。この図と，前章の図1-7（依存型）アルコール依存症の進行過程とを見比べてほしい。

習慣飲酒していた時期があるかないかの違いだけで，どちらの図でも山型飲酒サイクルが出現している。車の喩えを借りれば，「依存型アルコール依存症」は「後天的に飲酒に対するブレーキが効かなくなっていく人々」であるのに対して，「乱用型アルコール依存症」は「生まれつき飲酒に対するブレーキが効きにくい人々」と言ってもよいかもしれない。

「乱用型アルコール依存症」の多くは，飲み始めたときから酒に強く，「いくらでも飲める」「飲んで気持ち悪くなったということがない」といっ

た人々である。このような人々は気持ちが悪くなる前に，しばしば記憶が飛んでしまう。

こういった「乱用型アルコール依存症」の人口は，アルコール依存症の推定人口107万人を，はるかに凌ぐ可能性がある。「ピラミッドモデル」の裾野のほうに位置しているのであるから，人口が多くなるのは当然である。このような人々は単なる「酒癖の悪い人」「酒乱」などとして社会の中でトラブルを起こしながら生活し，多くは医療にかかっていない。

以下に，「乱用型アルコール依存症」の人々の臨床的な特徴をまとめる。これらは筆者の臨床経験に基づくものである。

1. 最大の問題（主訴）は，大量飲酒時のブラックアウトである

「乱用型アルコール依存症」の人々も常に失敗するわけではない。ほどほどに飲めることも多く，飲まないときはまったく飲まないでいることができる。しかし何かのきっかけで「スイッチ」が入ってしまうと，飲酒が止まらなくなり，ブラックアウトを起こす。二次会や三次会の途中からの記憶があいまいになったり，どうやって家に帰ってきたかを覚えていなかったり，家に辿り着くことができずに路上で血だらけで寝ていたりする。

記憶を失っているときに，同僚や友人に突然からみ始める人もいれば，傍から見てまったく普通であるように見える人もいる。このあたりは個人差がある。

酒癖が悪い人の場合は，普段とはまるで違う人格に変身してしまう。二重人格（解離性障害）という疾患があるが，患者はあたかもアルコールによって引き起こされた二重人格者のようである。

「しらふ人格」のときは，患者は他者に気を遣う「いい人」である。しかし大量飲酒すると，患者はどこかで自己中心的で攻撃的な「酩酊人格」に豹変してしまう。しかも「しらふ人格」は「酩酊人格」であったときのことをほとんど記憶していないから始末が悪い。

2. 内科的問題を起こすことは少ない

　毎日飲酒する「依存型アルコール依存症」は，しばしば肝機能障害などの内科的な異常を起こす。一方，「乱用型アルコール依存症」の場合は，基本的に毎日は飲まないため，内科的異常を認めることは少ない。これは当然かもしれない。

　では「乱用型アルコール依存症」が医療の手にかからないかというと，そんなことはない。患者は飲酒しながら自転車を運転して転倒したり，階段から転落したり，様々な外科的外傷を起こしやすい。

3. しばしば社会的問題を起こす

　患者は酩酊してブラックアウトしている間，抑制が効かない別人格になっている。社会的地位の高い人が，タクシーの運転手に暴力をふるって警察に突き出されたり，性的逸脱行動を起こして訴えられたりする事件は，しばしばニュースとして取り上げられる。このような人たちは，たいていブラックアウトしており，「そのときの記憶は断片的にしか覚えていない」と口にする。

　飲んでときどき記憶がなくなる人は，他人事ではないと思ったほうがよい。記憶がないまま，欲望をむき出しにして夜の街を彷徨っているのであるから，いつ何時，同じような事件を起こすかわからない。

4. しばしば家庭内問題を起こす

　患者はしばしば家族に迷惑をかける。たとえば男性患者の場合，妻が安否確認のために携帯に電話をしても，連絡が取れなくなってしまうことが多い。そして保護された警察や担ぎ込まれた病院から，「引き取りに来てください」という電話が，真夜中に妻にかかってくる。

　彼らは一時的に反省して「これからは酒を控える」と宣言するが，数ヵ月後には同じような失敗を繰り返す。反省心は乏しい。その結果，妻から愛想をつかされてしまう。

5. 離脱症状をあまり認めない

毎日飲酒する「依存型アルコール依存症」患者は，禁酒すると入眠困難や中途覚醒などの離脱症状が出ることが多い。それに対して，毎日飲酒しない「乱用型アルコール依存症」の人たちは，離脱症状を認めることは少ない。飲酒しない日も普通に過ごし，普通に眠ることができる。

「乱用型アルコール依存症」は，「依存型アルコール依存症」ほど身体依存が進行していないレベルであると考えるべきなのか，あるいはもともと異なる病態であるのか，明確な答えはわからない。

6. 30歳前後からブラックアウトを起こす頻度が増えてくる

「依存型アルコール依存症」は，20代後半頃から晩酌習慣が始まり，30代でさらに酒量が増えて，40代や50代頃にアルコール依存症が発症するといったケースが典型的である。一方，「乱用型アルコール依存症」の場合は，もう少し若年発症であり，20代後半や30代前半の頃から問題が顕在化することが多い。もちろん個人差はある。

患者は学生時代から，サークル仲間などとしばしば大量飲酒をしている。年齢が上になるにつれ，若い頃よりも少ない飲酒量でブラックアウトを起こすようになる。このあたりは，脳の老化などの後天的な要素も大きく関係しているのであろう。

問題の顕在化には，ライフサイクルの問題もあるのかもしれない。たとえば男性の場合，20代後半から30代前半の時期は，家庭を作る年齢である。自由気ままな独身生活から，妻と子どもを守る一家の長へと社会的役割は激変する。

男性の場合，結婚して子どもが生まれても，ときどきは学生時代の友人などと酒を飲んで馬鹿騒ぎしたいと思う人は多い。一方で女性は，男性によき父親としての役割を求める。夫の側の「普段は真面目に仕事をしているし，たまには羽目を外してもいいじゃないか」という主張と，妻の側の「家族に心配をかけないように，責任感を持って飲酒してほし

い」という主張とは，しばしばぶつかり合い，しばしばすれ違う。

7.「祝祭」への渇望

「依存型アルコール依存症」は，リラックスすることや良好な睡眠などを求めて，習慣的に飲酒をする。1日の終わりに，「自己回復」のために，1人で飲むことを日課としている人もいる。飲酒の主要なモチベーションは「緊張の緩和」である。

それに対して「乱用型アルコール依存症」は，単調で退屈な日常生活からの気分転換，すなわち「祝祭」を求めて大量飲酒するという印象がある。飲酒の主要なモチベーションは「快楽の追及」である。

患者は飲酒しているうちに，どこかの時点で「とても楽しく」なってしまう。患者の多くは「宴会好き」であり，座が盛り上がったときの「他者との融合感や一体感」を愛する。意識がなくなるほどの大量飲酒をときどき行うことで，日常生活における「自己と他者の間の壁」を定期的にリセットしているのかもしれない。

「祝祭」への渇望は，飲酒だけにとどまらない。たとえば男性の場合，気分が盛り上がってくると，三次会などでキャバクラやガールズ・バーなどの「プロの女性がいるお店」に行き，豪遊してしまう人もいる。翌日に，記憶にまったくない高額な請求書が財布から出てきて青くなったりする。このように「乱用型アルコール依存症」は，「性依存症」「セックス依存症」「性風俗依存症」といった異なる依存症（行動嗜癖）が合併することがある。

「高学歴アルコール依存症」 「社会的地位の高いアルコール依存症」

「高学歴アルコール依存症」「社会的地位の高いアルコール依存症」というのは，もちろん正式な医学的病名ではない。しかしここでは，あえてそのような呼称で呼んだほうがよいと思われる人々を紹介したい。

筆者が，東京都千代田区という都心の真ん中に位置するクリニックで仕事を始めるようになってみると，従来の「アル中」のイメージとは正反対の，「高学歴」で「社会的地位の高い」アルコール依存症の人々が，数多く来院してくることに気がついた。このような人たちの多くは，偏差値の高い有名大学を卒業しており，一流企業の会社員，国家公務員や地方公務員，大学の研究者，教員，医師，弁護士，公認会計士，税理士など，どこに出しても恥ずかしくない肩書を持っている。あるいは「高学歴」ではなくても，自分の努力と才覚で社会の中でのし上がり，会社経営者，作家，画家，写真家，コピーライター，音楽家，料理人，スポーツ選手，俳優，タレントなどとして，その世界で名前の知られている人もいる。

【症例】48歳男性，弁護士

本人，妻，長女，長男の4人家族。

大学の法学部を卒業後，28歳で弁護士となった。もともと酒に強かったが，司法試験に合格し司法修習生になった頃から，毎日，多量飲酒する習慣がついた。弁護士になってからも休肝日はなかった。次第に酒量が多くなり，40歳の頃から，しばしば週末に連続飲酒するようになった。自力で禁酒したこともあったが，長続きしなかった。45歳の頃から，法廷で酒臭を指摘されたり，手が震えたりするようになり，仕事に穴を空けることが多くなった。48歳のときに大量飲酒後に，急性胃潰瘍にて総合病院に入院したが，入院後3日目に，失見当識，記銘力障害，興奮，幻覚などが出現し，アルコール離脱せん妄状態に陥った。退院後，専門病院を初診した。

【症例】54歳男性，医師

本人，妻，長男，次男の4人家族。

医学部を卒業した後，外科の医師となった。向上心の強い勉強家で

あり，医学部は首席で卒業した。学生時代から大酒家であった。大学病院に勤務しながら研究も進め，母校の准教授までなった。50歳のときに満を持して教授選に立候補したが，ふだんから目をかけていた5学年下の後輩にまさかの敗北を喫し，大学病院を離れて，私立総合病院の副院長に転身した。この頃より，しばしば連続飲酒が出現するようになった。部下の医師，看護師，患者などから，酒臭を指摘されることも多くなった。自ら，禁酒を決意し実行したこともあったが，3ヵ月が限度であった。54歳のとき，正月明けに，明らかに泥酔した状態で出勤し，病院経営者から厳重注意を受けた。さらにその年のゴールデンウィーク明けにも，酩酊した状態で手術に臨もうとし，懲戒休職に追い込まれた。その後，自宅でも2ヵ月間の連続飲酒状態が続いた。同年の7月に，妻，長男に伴われて，専門病院を初診した。

【症例】43歳男性，トランペット奏者

本人，妻の2人家族。

高校を卒業後，いくつかの職業を経て，プロのトランペット奏者となった。努力家で負けず嫌いの性格。20歳頃から大量飲酒を開始。35歳頃からしばしば連続飲酒状態に陥ることが多くなり，肝機能障害にて内科にもしばしば入院するようになった。酒の問題が原因で，長年の夢であった海外の大きな音楽祭への出演が叶わなかった。40歳のとき，酒を控えることを決意したが，完全に酒をやめることはできなかった。公演が続くときは禁酒できているが，オフの時期に入ると連続飲酒に陥ることが繰り返された。41歳のとき，休み明けの仕事初日に，アルコール離脱けいれん発作を起こし，救急車で運ばれた。さらに43歳のときにも，公演初日が終わった直後にけいれん発作を起こした。救急病院から退院した後，専門病院を初診した。

アルコールは強力な依存性薬物であるのだから，アルコールを大量に

摂取していれば,「高学歴」で「社会的地位の高い」人々も,普通の人と同じようにアルコール依存症に罹患する。そう言ってしまえばそれまでだが,以下に「高学歴アルコール依存症」「社会的地位の高いアルコール依存症」についての特徴をまとめてみる。これらも筆者の臨床経験に基づくものである。

1. 社会的機能が一見すると保たれているため,患者本人も周囲も,アルコール依存症であることに気づきにくい

患者は安定した仕事を持ち,社会的に成功している。お金も持っている。飲んで暴れたりするわけでもない。見た目もスマートである。

要するに,ステレオタイプのアルコール依存症のイメージ(アル中)とはかけ離れた特徴を持っている。そのために,患者自身はもちろんのこと,家族や周囲の人たちも,アルコール依存症であることに気づきにくい。

2. 一定の禁酒期間を作ることができる人が多い

患者は一般的に意志が強く,自律心も高い。そのため,仕事が重要な局面に立っているときなどには,意志の力を強く働かせて,一定の禁酒期間を作ることができる。すなわち患者は「山型飲酒サイクル」を繰り返す。

「山型飲酒サイクル」を都合よく解釈すれば,患者は人生のある時期までは,禁酒期間と連続飲酒の期間との2つのフェーズを使い分けて,なんとか社会的機能を保つことが可能であったということでもある。患者は高い能力で帳尻合わせを行い,外見上は生活をコントロールしているように見せることができた。

一般的に人間は,社会的地位が高くなればなるほど,仕事の時間も自由になるものである。患者は自分の連続飲酒の出現の仕方に合わせて,自分のライフ・スタイルを変えることができる立場にある。そして地位

が高くなればなるほど，患者に対して注意を与えることのできる人間は少なくなっていく。

　こういった理由により，患者のアルコール依存症による問題は，なかなか顕在化しない。それは発見が遅れるということでもある。

3．病識を持っていることが多い

　患者は一般的に，セルフ・モニタリング能力が高い。そのため「自分にはアルコールの問題があるのではないか」という「病識」を持っていることも意外に多い。患者が前記したような二重生活を送ることができるのも，自分のアルコールの問題を認識しており，「酒で失敗してはいけない」と注意を払っているからである。

　患者はしばしば専門書やインターネットなどで，アルコール依存症について調べ上げ，自分が呈している症状との比較検討を自分で行う。患者は，理路整然と思考することができる。「自分は国際診断基準でアルコール依存症に当てはまると思う」などと自己診断して，クリニックを受診してくる人もいる。

　ときに頭のよさは，回復する上で障壁となることもある。患者は，アルコール依存症がどのような疾患であるのかを十分に理解することができるが，わかった気になっただけでそこで終わってしまう。これを精神分析の言葉では「知性化」による防衛と呼ぶ。「理解」することで，「実感」することを無意識に回避しているのである。医療者が聞き惚れてしまうほど知的かつ雄弁にアルコール依存症について語るが，再飲酒による失敗を頻回に繰り返している「インテリアル中」は数多い。

女性のアルコール依存症

　かつてアルコール依存症は「男性の疾患」であった。1954年の国税庁の調査によると，全女性のうち飲酒する者はわずか13％に過ぎず，

当時，女性のアルコール依存症患者は極めて少数であった。

しかし現代において，女性のアルコール依存症は急増の一途を辿っている。2003年に行われた厚労省の全国調査によると，アルコール依存症の推計人口は83万人であり，このうち女性患者は8万人（約9.6%）を占めていた。第1章で示したOsakiらの調査[5]では，2013年のアルコール依存症の推計人口107万人のうち，女性患者の占める割合は13万人（約12%）であった。

この10年に絞っても，女性患者数は8万人から13万人へと約1.6倍に増えており，増加率は男性を上回っている。もしかすると何十年後かには，男女半々くらいの割合になり，さらに将来的には，女性の割合のほうが男性よりも高くなっている可能性さえある。22世紀には，アルコール依存症は「女性の疾患」になっているかもしれない。

【症例】37歳女性，主婦

本人，夫の2人家族。

教員であった父親はアルコール依存症であり，酩酊すると，母親にしばしば暴力をふるった。患者は，幼少期より，母親の愚痴の聞き役を務めたり，5歳下の弟の世話を焼いたりして成長した。中学時代に友人から「太っている」と笑われたことを機に，拒食が出現したが，その後，過食傾向に転じた。自己誘発性の嘔吐も認めた。美術系の短大を卒業後，デザイン会社に就職した。20歳頃から飲酒を開始し，次第に大量飲酒するようになったが，「お酒を飲むとカロリーが少なくて済む」と，飲酒について肯定的に捉えていた。

27歳で結婚し，専業主婦となった。結婚後，2回妊娠したが2回とも流産した。35歳頃より再就職を目指したが，うまくいかなかった。この頃より，酩酊下での夫への暴言，ブラックアウトなどの症状が頻回に出現するようになった。夫との間でも離婚話が出るようになった。弟に伴われて専門病院を初診した。

【症例】43 歳女性，会社員

本人，夫，長女の 3 人家族。

大学卒業後，米国に海外留学し，米国の大学も卒業した。帰国後，総合商社に就職した。有能な努力家であり，会社から将来を嘱望されていた。

30 歳のときに，会社の上司であった夫と結婚した。35 歳のときに新しいプロジェクトのチームリーダーに抜擢されたが，妊娠していることがわかり，チームリーダーを辞退せざるを得なかった。さらに37 歳のときに，母親が卵巣がんとなり，一人娘である患者は，実家に介護に通うようにもなった。仕事，育児，介護の 3 つの役割をこなさなければならなくなったが，課長職にある夫は，激務のため協力が難しかった。

患者は大学生の頃から酒に強かったが，妊娠期および授乳期は禁酒していた。授乳期が終わった 38 歳頃より，気力を出すために，しばしば飲酒するようになった。40 歳頃より，長女を保育園に迎えに行った後，夕食を作りながら大量のワインを飲むようになった。41 歳頃からは，朝方の抑うつ気分，気力低下がひどくなり，長女を保育園に送り届けてから会社に行くまでの間に，隠れて飲酒するようになった。次第に連続飲酒するようになり，急に泣き出してしまうなど感情的にも不安定になった。本人の異常に気がついた夫に付き添われて，専門病院を初診した。

以下に，現代日本における女性を巡る飲酒の問題と，女性のアルコール依存症の臨床的な特徴をまとめる。

1. 女性の飲酒機会が増えている

現代の女性は，「会社の飲み会」に参加するのはもちろんのこと，「女子会」「ママ会」「子連れのホームパーティー」「パートナーとの家飲み」

など，生活の中の様々な場面において，飲酒を楽しむようになった。

2008年の厚労省の調査によると，65歳以上の年代においては，女性が飲酒する率は50％以下であるが，年齢が若くなるに従い女性の飲酒率は高くなっていく。そして20〜24歳においては女性の飲酒率は90％以上に上り，80％台である同年代の男性の飲酒率を上回る。いまどきの若者は，女性のほうが飲酒するのである。

日本においては，1980年代頃から始まった「グルメブーム」や「ワインブーム」などの影響も大きいかもしれない。フレンチやイタリアンはデートや女子会の定番となり，多くの女性がワインを飲む。「ママ会」での「ランチワイン」などは，明るく楽しい「昼酒」であるとも言える。女性のアルコール依存症の増加の背景には，このような社会全体の変化が存在している。

2.「飲める女性はかっこいい」「飲める女性は仕事ができる」という幻想

「酒が飲める女性はかっこいい」という社会的イメージも広がっている。たとえば「酒が強い女性」=「男性とも対等に仕事ができる有能で知的な女性」=「飲み会で明るく場を盛り上げることができる社交的な女性」といったイメージである。

もともと，伝統的な男性社会の中では，酒を飲むことは仕事の一つであった。男性は酒席に出ることを通じて，同僚や上司との絆を深め，新しい人脈を築いていくこともできた。「酒豪」であることは一つの武器であった。

男性社会の中にあとから参入せざるを得なかった女性たちにも，同じことが求められた。「女ながらに酒に強い」ということは，「男性に引けを取らない社会的能力を持っている」ことの証明の一つとなり得たのであろう。あるいは，「女々しさ」「弱さ」といった女性であることの負のイメージを払拭させる意味もあったのかもしれない。

このような現代社会の流れの中において，「飲める女性は仕事ができ

る」という幻想が作られた。優しさや気配りなどの女性らしさを保ちつつ，職場では男性以上に仕事もできる「女酒豪」は，かつての男性の「酒豪」たちよりも，さらにかっこよく見える。そして「女酒豪」が「キャリアウーマン・アル中」へと転落するのは，さほど先のことではない。

3．女性は体質的に，男性よりもアルコール依存症になりやすい

　女性の飲酒機会が圧倒的に増えている一方で，女性は体質的に，男性よりもアルコール依存症になりやすい。

　個人差はあるが，一般的には女性は男性よりも体内の水分量が少ないため，男性と同じ量のアルコールを飲んでも，血中アルコール濃度が上がりやすい。また女性の身体は男性に比べて，アルコールが浸透しにくい脂肪組織の比率が高いため，やはり血中アルコール濃度は高くなりやすい。こういった体質の違いにより，同じ体重で同じ飲酒量であったとしても，女性のほうが男性よりもアルコール依存症になりやすい。

　飲酒が習慣化してからアルコール依存症が発症するまで，女性のほうが男性よりもスピードが早いことも知られている。男性が20〜30年かけてアルコール依存症になっていくことに比べて，女性は5〜6年程度で依存症を発症させる。中には，わずか1〜2年で依存症レベルまで到達する人もいる。このような理由により，男性のアルコール依存症は，年齢層が40〜50代が中心であることに比べて，女性の場合は男性より年齢層が若く，30代が中心である。

4．女性のアルコール依存症は，ライフイベントをきっかけに急速に発症する

　女性は，人生の中のどこかの時点で，何らかのライフイベントを契機に急速に多量飲酒するようになり，短期間でアルコール依存症を発症させることが多い。

　それまでは機会飲酒だった人が，人生のある時期から，配偶者との不和，仕事と家事の両立の悩み，子育てにおける葛藤，転居による孤独，

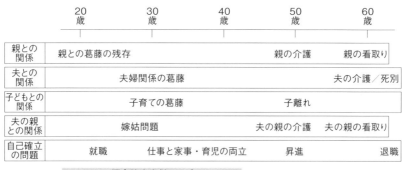

図2-2 女性のライフイベントとアルコール依存症

両親の介護の負担，子どもの独立による空の巣症候群，配偶者との死別など，生活上の様々な問題に悩まされるようになり，難局を乗り切るために習慣飲酒するようになった，といったケースである。

女性には，人生において男性とはまた違ったライフイベント上の様々な危機が待ち構えている（**図2-2**）。飲酒ができる女性にとっては，それらはすべてアルコール依存症が発症する契機となり得る。

5．女性のアルコール依存症における自己肯定感の問題

女性のアルコール依存症患者と話をすると，「自分は自己肯定感が低い」と語る人が多い。それは「高学歴」で「社会的地位の高い」女性の場合も同様である。彼女たちは「低すぎる自己肯定感」を埋めようとして，心の中に大量のアルコールを流し込む。

少女時代の親との葛藤を引きずっている人も多い。多くの母親は娘に愚痴をこぼしやすく，娘のほうは母親の顔色を窺って育ちがちである。たとえば，たびたび母親から「あなたがいるから離婚しないのよ」など

とぼやかれたりすれば，当然，自己肯定感は低く育つだろう。

親が果たせなかった自己実現の夢を一身に託されて育つ人もいる。大人になった彼女は，いくら努力を積み重ねても「こうあるべき理想の自分」に永遠に辿り着くことができない。

こういった特徴は，拒食症や過食症などの摂食障害の心性と極めて似通っている。実際に，女性のアルコール依存症患者で，摂食障害を合併している人は少なくない。また，少女時代に摂食障害の既往を持っていた人が，大人になってからアルコールに出会い，食べ物への依存からアルコールへの依存にシフトする場合もよく見かけられる。

定年後アルコール依存症

現代におけるアルコール依存症問題において，女性のアルコール依存症の急増とともに，もう一つの大きな問題が存在する。それは高齢者のアルコール依存症の急増である。男性アルコール依存症患者に占める60歳以上の高齢者の割合は，25％以上に上る[13]。

会社から定年退職した途端に「ただの人」になってしまいがちな男性高齢者の場合，地域での新しいコミュニティー作りは苦手である。そして彼には，平均寿命まで20年以上もの時間が残されている。彼がアルコールに手を伸ばすのは当然のことかもしれない。

認知症との関連も大きい。慢性的なアルコールの有害な使用は，認知症発症のリスクを約3.3倍高めることが報告されている[14]。また，65歳未満に発症した男性の全認知症患者のうち，半数以上がアルコールに関連した認知症であったという報告もある[14]。

【症例】63歳男性　元会社員
本人，妻，長男，長女の4人家族。長男，長女は結婚して独立しており，妻との2人暮らし。

60　第2章　多様化する現代のアルコール依存症

　60歳までメーカーに勤務。大酒家であり，高血圧や糖尿病などの
生活習慣病を認めていた。本来は内向的で繊細な性格であったが，現
役時代のキャリアの最後には，東京本社の営業本部長まで上り詰めた。
　役員として会社に残る道もあったが，「好きな映画を観てのんびり
暮らしたい」と希望して，60歳で定年退職した。定年後は，毎日，
朝から飲酒する生活になった。暴言や暴力などの目立った症状を認
めず，DVDを観ながら静かに飲み続けるタイプであった。そのため，
家族も患者の飲酒を問題視していなかった。63歳の夏，右上下肢の
麻痺，呂律不良，意識障害などを起こして自宅で倒れている患者を，
仕事から帰宅した妻が発見し，救急搬送された。診断は高血圧性脳出
血であった。幸い大きな後遺症は残らず，退院後，妻とともに専門病
院を初診した。

　定年後は，高齢者にとって人生の危機である。社会的役割の喪失，子
どもたちの独立，配偶者との死別など，様々な形の孤独が患者を襲う。
加齢に伴い，興味や関心の幅が狭まり，新しい人間関係を作っていくこ
とは難しい。高齢者のアルコール依存症の問題は，人はどう老いていく
べきかという，現代社会全体の問題とつながっている。

25歳より若い時期に発症する青年のアルコール依存症

　若者のアルコール離れが言われて久しい。確かに一昔前に比べると，
現代の若者は飲酒しなくなっている。より正確に言うと，まったく飲ま
ない若者と，大量に飲む若者との二極化が進んでいる。
　そういった社会情勢の中で，25歳より若い時期にアルコール依存症
を発症させる人々がいる。多くは「アルコール乱用」の形を取るが，先
に述べた「乱用型アルコール依存症」よりも，さらに若い時期から発症
する一群である。

【症例】21歳男性，医学生（2年生）

　本人，父，母，兄，姉の5人家族。父は医師で大学教授。母は看護師。兄と姉も医師。

　私立中高一貫校に通っていたが，高校時代は周囲と溶け込めず，勉強にも熱心ではなかった。高校卒業後，2年浪人して，私立大学の医学部に合格し，医学生となった。

　大学入学後より大量飲酒を開始。サークルの飲み会などでしばしば泥酔し，先輩部員や飲食店の店員などと口論となり，ときには殴り合いのケンカとなることも認めた。途中から記憶が途切れていることが多かった。大学1年の秋に，タクシーの運転手に対して「低学歴のくせに」などと毒づき，蹴り飛ばすという事件を起こし，警察に保護された。被害届も提出されたが，本人，父，母が謝罪に行き，示談となった。その後，6ヵ月間，禁酒していたが，少しずつ再飲酒を開始した。大学2年の夏に，泥酔して，通行人と殴り合いのケンカとなり，再度，警察に保護された。保釈された後，両親に連れられて初診となった。

　若年者のアルコール依存症については，Cloningerら[15]の研究が有名である。彼らは，ストックホルムにおける大規模な養子研究をもとに，アルコール依存症を，25歳以降に発症するTypeⅠと，25歳以前の若い時期に発症するTypeⅡに2分類した（表2-1）。筆者がこの項で述べている一群は，Cloninger らの分類に従えば，TypeⅡの人たちに当たるだろう。

　TypeⅠとTypeⅡでは，かなり色合いが異なっている。

　成人発症であるTypeⅠの人たちは，真面目，心配性，緊張しやすい，他者に気を遣うなど，どちらかというと「うつ病親和型」に近い性格傾向を持っている。患者はおおむね社会適応は良好であり，「緊張の緩和」を目的にアルコールを習慣的に使用する。

　一方，25歳以前に発症するTypeⅡの若者たちは，人生において飲酒

62 第2章 多様化する現代のアルコール依存症

表2-1 Cloninger らによるアルコール依存症の分類（文献15より引用）

	Type Ⅰ	Type Ⅱ
発症年齢	25歳以降に発症	25歳以前に発症
性差	男性にも女性にも発症	ほとんど男性に発症
成因	遺伝因と環境因とが関与	遺伝因が大きい
飲酒形態と進行性	段階的に飲酒量が増加していく	初期から大量乱用し，問題が出現する
飲酒動機	緊張の緩和	刺激の希求
飲酒時の社会的トラブルや逮捕など	まれ	頻回
飲酒に対する罪責感	頻回	まれ
患者の気質	新奇探求性：低い 　慎重，計画的，こだわりやすい 損害回避性：高い 　心配性，悲観的，緊張しやすい 報酬依存性：高い 　共感的，社交的	新奇探求性：高い 　衝動的，新奇なものを好む， 　飽きっぽい 損害回避性：低い 　危険好き，楽観的，無謀 報酬依存性：低い 　非共感的，孤立的

を開始してからすぐに，大量飲酒による問題行動（乱用）を多発させるようになる。もともと，無謀，衝動的，自己破壊的などの気質を持ち，両親との葛藤，生活史上の問題，アイデンティティを巡る問題など，何らかの心理的葛藤を抱えている人が多い。こういった人たちが20歳前後になり，アルコールという精神作用物質に出会うと，子ども時代から抱えていた自身の問題を，アルコールによる酩酊によって一気に解き放つことを覚える。

　患者が酩酊に求めているものは，「緊張の緩和」ではなく「刺激の希求」であり，自分自身や自分自身を取り囲む世界の秩序をぶち壊したいといった「破壊」への渇望である。そのためしばしば大量飲酒となりやすく，周囲とのトラブルやケンカ，暴力，犯罪など反社会的行動が頻発する。

　多くはブラックアウトを伴う。しばしば，「ブラックアウトすること自体を求めている」ようにさえ見える。患者はときに，アルコール以外

の違法精神作用物質を乱用することもある。

「25歳以前の若い時期に発症するアルコール依存症」については，現代精神医学の流れで言えば，当然，後述する発達障害との合併も考慮に入れなければならないであろう。

うつ病・躁うつ病とアルコール依存症の合併

アルコール依存症がうつ病・躁うつ病などの気分障害を合併しやすいことについては，多くの報告がある[16～20]。合併しやすい原因はいくつか考えられる。

長期間の大量飲酒が，脳内の「報酬系」の変化を引き起こし，うつ状態などの「不快」を増強させることは，第1章で述べた通りである。

アルコール依存症とうつ病・躁うつ病には，共通の生物学的脆弱性が存在する可能性も考えられる。ともに家族集積性が高いことが報告されており，両者は重なり合っている。

病前性格や，物事に対する認知の仕方についても，アルコール依存症患者とうつ病患者は似通っている。うつ病に対する認知療法で有名なBurnsは，その著書『いやな気分よ さようなら』[21]において，うつ病患者の認知の歪みとして，「全か無か思考（白か黒か思考）」「マイナス化思考（ネガティブ思考）」「すべき思考」などの特徴を挙げている。これらはそのまま，アルコール依存症患者の認知の歪みの特徴としても当てはまる。

うつ病がアルコール依存症に先行する場合を一次性うつ病と呼ぶことがある。一次性うつ病の場合，患者は，アルコールを飲むことによって，うつ状態を和らげようとする。アルコールを使っての患者なりの自己治療である。しかし強力な依存性薬物であるアルコールを大量に摂取することで，いつの頃からか患者には，うつ状態よりもアルコール依存症の

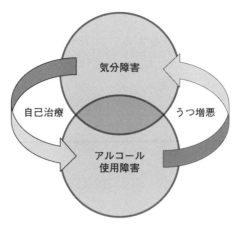

図2-3　気分障害とアルコール使用障害

問題のほうが前景に立ち始める。

　一方，最初にアルコール依存症が発症し，その経過途中に，うつ状態やときに躁状態が出現してくることもある。その場合，二次性うつ病（二次性躁うつ病）と呼ぶこともある。

　一次性うつ病か二次性うつ病かを区別することは，実はあまり意味がないことである。うつ病とアルコール依存症とは，「鶏が先か卵が先か」のような関係にあるからである。どちらが先に発症するかにかかわらず，アルコール依存症とうつ病とは，「負のスパイラル」を形成しながら両者ともに重症化していく（図1-14，**図2-3**）。そしてアルコールによる酩酊は，自殺に対する恐怖感を麻痺させ，自殺既遂の「最後の一押し」にもなる。

【症例】53歳男性，会社員
　本人，妻，長女，次女の4人家族。
　大学卒業後，石油会社に就職した。もともとの性格は，真面目，几帳面，心配性など。学生時代から機会飲酒を始め，30歳頃より晩酌

の習慣がついた。37歳のとき，職場での心労が重なり，抑うつ気分，気力低下，不眠，不安感などの症状が出現した。近医精神科を受診し治療を開始。「抑うつ状態」の診断名にて，3ヵ月間会社を休職し，抗うつ薬も処方された。休職に入った後は，比較的速やかに状態は改善し，復職した。

47歳時，過労が重なり，うつ状態が再発した。近医精神科を再受診し，48歳より2回目の休職に入った。1回目の休職時と比べて，抗うつ薬の投与に対して治療抵抗性であり，うつ状態は遷延化傾向を示した。休職も長期化した。50歳のとき，違う精神科に転医したが，やはり状態の改善を認めなかった。

患者が日中から酒浸りの状態になっていることに妻が気づき，妻に連れられて51歳のときに専門病院を初診した。病歴聴取により，患者は休職している2年間，ほぼ連続飲酒の状態にあることが明らかとなった。通院治療を開始し，断酒を始めた。断酒開始1ヵ月後頃より，抑うつ状態は改善傾向を示し，やがて消退した。アルコール依存症デイケアへの通所を行った後，52歳より復職した。復職後，抗うつ薬を慎重に減量・整理していったが，うつ状態の再発は認めず，復職後1年経った現在においても，精神状態は良好である。断酒は長期間継続できている。

日本において多くの医療者は，うつ病患者を診察する際に，飲酒状況についての詳しい病歴聴取を省略しがちである。患者のほうも「特に聞かれなかったので酒のことは言わなかった」「アルコールはうつには関係ないと思っていた」と言う人が多い。その結果，アルコール依存症の併存に気づかれず，「薬の効かない難治性・遷延性のうつ病」として，長年，大量の抗うつ剤や抗不安薬を投与され続けていたというケースはしばしば見かけられる。

ここ10数年の間に，世の中のうつ病に対しての知識の普及が進み，

うつ病を支える社会的体制は少しずつ整いつつある。その一方で、うつ病の辺縁疾患であるともいえるアルコール依存症は、いまだ誤解と偏見に包まれた疾患のままである。

　少なくとも、うつ病に対するのと同じくらいのレベルで、アルコール依存症にも「市民権」が与えられるべきであると思う。

発達障害とアルコール依存症の合併

　発達障害が現代的な問題となっている。

　発達障害とは、具体的には、注意欠如多動性障害（ADHD）や自閉症スペクトラム障害（ASD）などのことを指すが、これらは独立した「疾患」ではなく、軽症者から重症者までスペクトラム状に分布している一連の障害群のことである。個性と言い換えたほうがよいかもしれない。ADHD と ASD は互いに合併することも多い。

　発達障害の傾向を持ちながら、一見、通常の社会生活を送っている人々は少なくない。中には、発達障害の特性を生かして、社会的に大成功しているように見える人もいる。しかし、どこかバランスを欠き、生きにくさを抱えている。そして生きにくさを解消するために、しばしばアルコールを大量に使用し、アルコール依存症に陥ってしまう。発達障害と依存症とは、非常に合併しやすいといえる。

1. 注意欠如多動性障害（ADHD）

　ADHD は、「不注意」「多動性」「衝動性」などを3徴とする症候群である。

　「不注意」の症状としては、たとえば「物をよくなくす」「物を置き忘れる」「うっかりミスが多い」「時間を守れない」などであるが、これは集中力に乏しいからではない。むしろ、自分が興味のある事柄に対して時間を忘れて没頭してしまう「過集中」の傾向を認める。気がつくと、

いつのまにか多くの時間が経ってしまっている。ADHDの人たちは集中力のバランスを欠き，一つの物事に「過集中」してしまうため，その他の事柄をうっかり忘れてしまうのである。ADHDの人たちの「過集中」の傾向は，飲酒においても出現する。ADHDの人たちはバランスよく「ほどほどに飲む」ということが苦手である。そして，しばしば大量に飲み過ぎてしまう。

「多動性」の症状としては，子ども時代は「じっとしていられない」「落ち着きがない」「授業に集中できず立ち歩く」などの「身体の多動」として観察される。これらの症状は，大人になるにつれて目立たなくなってくるが，「頭の多動」はしばしば残存する。「頭の多動」とは，たとえば「いつも何かを考えている」「頭の中がいつも忙しい」などである。ADHDの人たちは大量飲酒することによって，「頭の多動」を鎮めようとする。酩酊することで，ADHDの人たちはようやくほっとすることができる。眠ることが苦手な人も多い。ADHDの人たちはしばしば寝酒としてもアルコールを使用する。

「衝動性」の症状としては，「思ったことをすぐに口に出してしまう」「衝動買いをしてしまう」「よく考えないで重大な決断をしてしまう」「感情のコントロールが不良である」「怒りを抑えられない」などである。ADHDの人たちは我慢するということが苦手であり，何かを思いつくとすぐさま行動に移さずにはいられない。

衝動性は飲酒にも結びつく。ADHDの人たちは，飲みたいと思うと，よく考えずに杯に手を伸ばしてしまう。あるいはしばしば飲み過ぎてしまう。このあたりは，前記した「過集中」とも重なり合うところである。暴走する怒りを抑えつけるために，アルコールを使っている人もいる。

ADHDの人たちは，上記の諸特徴のため，社会不適応を起こしやすい。仕事がうまくいかなかったり，人間関係で躓いたり，ときにパワハラに遭ったりもする。そのため，自己肯定感が低くなりがちだが，傷ついた自分自身を癒すために，しばしばアルコールを愛用する。ADHDの人

たちは，その症状の特徴から一次的にアルコール依存症になりやすいのみならず，二次的にも依存症になりやすい。

【症例】48歳男性，歯科医師

本人，妻，長男，次男の4人家族。

小学時代から，一つのことにのめり込むと時間を忘れて過集中するタイプだった。忘れ物が多かった。勉強はできた。大学歯学部を卒業後，歯科医師となった。もともと不眠傾向が強く，30歳頃より，毎日，寝酒として多量飲酒するようになった。45歳頃より，連続飲酒，異常酩酊，午前中の酒臭，手指振戦，動悸，不安感などの症状が出現するようになり，業務に支障をきたすようになった。47歳のとき，盆休みから連続飲酒状態に入り，盆が空けても仕事に行けなかった。同年9月，妻に伴われて専門病院を初診した。本人も断酒を希望し，定期的な通院治療を開始した。

その後，断酒は続けられていたが，外来診察を重ねる中で，「仕事上の不注意やミスが多い」「計画性を持って仕事ができない」「片づけができない」などの問題が明らかとなった。

他の医療機関にて心理テストを行ったところ，ADHDと診断された。当院にて断酒外来を継続するとともに，アトモキセチン（商品名ストラテラ）の投与を開始した。また，発達障害に対する疾病教育も開始した。

2．自閉症スペクトラム障害（ASD）

ASDは，「コミュニケーションの障害」「社会性の障害」「限定された物事への過剰な興味」などを3徴とする症候群である。以前はアスペルガー症候群などと呼ばれていた。現在，ASDは，アスペルガー症候群も包含する概念となっている。

「コミュニケーションの障害」の症状としては，たとえば「他人の気

持ちや場の雰囲気が読めない」「言葉の裏の意味や微妙なニュアンスがわからない」などである。そのため ASD の人たちは周囲から孤立しがちである。

「社会性の障害」の症状としては，「自分なりのやり方へのこだわりが強い」「自分と違う考え方を受け入れられない」などである。ASD の人たちの多くは「自分流」の人である。そのため ASD の人たちは，他人とうまく折り合うことが苦手である。

「限定された物事への過剰な興味」の症状としては，たとえば歴史，映画，文学，音楽などへの過剰なこだわりや熱中などである。ASD の人たちは，特定の物事に対して，マニアックなのめり込み傾向を示す。ASD の人たちの多くは博識である。

こういったASDの特徴も多量飲酒につながりやすい。「限定された物事への過剰な興味」は，ときにアルコールへの過剰なこだわりへと結びつく。ADHDと同様に，ASDの人たちは社会不適応を起こしやすく，自分自身に対する自己治療として，しばしばアルコールを大量に使用する。

【症例】40 歳男性，会社員

独身一人暮らし。

少年時代より，ハードボイルド小説，映画，ジャズなどが趣味であり，高校時代にはすでに専門家並みの知識を有していた。大学工学部を卒業後，システムエンジニアとして就職した。30 歳頃より，毎日，仕事が終わると，バー通いをするようになった。世界各国の様々なアルコール飲料に精通し，ときにマスターに変わって，客の注文したアルコール飲料を作ることもあった。中間管理職となった 34 歳のとき，上司からのパワハラに遭い，抑うつ気分，気力低下，不安感，パニック発作などの症状が出現した。以後，「適応障害」「抑うつ状態」などの診断名にて，2 回ほど休職した。37 歳頃より，連続飲酒，異常酩酊，不眠，手指振戦などの症状が，しばしば出現するようになった。同僚

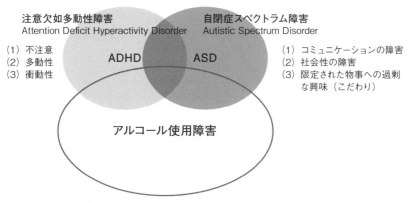

図2-4 発達障害とアルコール使用障害

から酒臭を指摘されるようになり，仕事でもミスが続いた。39歳時，産業医からの強い勧めにより専門病院を初診した。本人も断酒を希望し，定期的な通院治療を開始した。

その後，長期間の断酒を継続できていたが，外来診察を重ねる中で，「場の空気が読めない」「臨機応変に指示を出すことができない」「他人の気持ちがわからない」などの問題が明らかとなった。他の医療機関にて心理テストを行ったところ，ASDと診断された。この結果も受けて，上司，産業医と相談し，職場環境の調整などを開始した。

上記してきたように，ADHDやASDなどの発達障害の傾向を持っている患者は，その人生の途上において，アルコール依存症を発症させてしまうことがある。こういった場合，アルコール乱用やアルコール依存症は，発達障害の二次障害であるとも考えられる（図2-4）。発達障害と，アルコール依存症を含めた物質関連障害との合併の頻度は，おおむね10～30％程度であるとする報告が多いようである[22]。

付言すると，発達障害はうつ病，躁うつ病などの気分障害とも合併しやすい。前項で述べたように，依存症と気分障害が合併しやすいことも

考えると，発達障害，気分障害，依存症の3つの疾患群は，互いに密接に関係し合っていると考えるべきである。医療者には，それぞれの疾患群を念頭に入れながら，俯瞰的に患者を見立てる力が必要となるだろう。

ギャンブル依存症などのその他の依存症（嗜癖）とアルコール依存症の合併

依存症は嗜癖（アディクション）とも呼ばれる。嗜癖とは，ある種の物質の使用やある種の行動を，害があってもやめられなくなっている状態のことをいう。

嗜癖には，以下の2系統が存在する。これらの中には，正常と異常の線引きが難しく，医学的疾患としていまだ定義されていないものも多い。

＊物質嗜癖：アルコール依存症，違法薬物依存症，処方薬依存症，ニコチン依存症，カフェイン依存症など

＊行動嗜癖：ギャンブル依存症，買い物依存症，セックス依存症，インターネット依存症，ゲーム依存症，仕事依存症（ワーカーホリック），摂食障害，万引き依存症（クレプトマニア）など

嗜癖という文脈で言えば，アルコール依存症は，物質嗜癖の一つである。嗜癖は合併しやすい。2つ以上の嗜癖が同時に併存したり，1つの嗜癖が途中から違う嗜癖にシフトしたりもする。こういった状態を，多重嗜癖（クロス・アディクション）と呼ぶこともある（図2-5）。

女性において，アルコール依存症と摂食障害が合併しやすいことは，すでに述べた。本項では，ギャンブル依存症とアルコール依存症の合併例について紹介する。なお，DSM-5におけるギャンブル依存症の正式名称は，ギャンブル障害（Gambling Disorder）である。

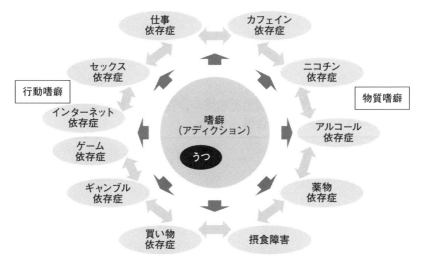

図2-5 アルコール依存症は、嗜癖（アディクション）の一つ

【症例】46歳男性，会社員

本人，妻の2人家族。

患者が中学生のときに両親が相次いで死去し，祖父母に育てられた。同胞はいない。父親もギャンブル依存症であり，患者は，幼少期，父親と一緒に，馬券売り場や競馬場に行くのが楽しみだった。

大学卒業後，メーカーに勤務。20代後半頃から，毎日，飲酒するようになった。40歳頃より，連続飲酒，異常酩酊，手指振戦，不眠，不安感などの症状が出現し，仕事に支障をきたすようになった。43歳時，専門病院を初診し，断酒外来を開始した。

以後，長期間の断酒を継続できていたが，断酒開始1年後の44歳時，ふとしたきっかけで，父とよく行っていた馬券売り場に行き，馬券を買った。その馬券が当たり，2万円儲けた。その日から患者は，毎週末に，馬券売り場に通うようになった。次第に，30〜100万円単位の高額の勝負をするようになり，借金が膨らんだ。妻に頻回に嘘

をつくようになり，仕事中も競馬のことばかり考えるようになった。借金が600万円を超えたところで妻に見つかり，競馬をやめることを決意したが，半年後に再開すると，元の馬券の買い方に戻ってしまった。患者には，株の取り引きにのめり込む傾向や，インターネットで洋服などを大量に買ってしまう買い物依存症の傾向も認めた。外来を継続するとともに，医療者の勧めで，ギャンブル依存症の自助グループ（G.A.：ギャンブラーズ・アノニマス）にも通い始めた。

　現代精神医学の主要な診断基準であるDSM（アメリカ精神医学会）とICD（WHO）においても，嗜癖は一つの疾患群として認められる潮流にある。

　DSMでは，従来のDSM-Ⅳ-TRにおいては，アルコール依存症は「物質関連障害」の中に分類され，ギャンブル依存症（病的賭博）は，「他のどこにも分類されない衝動制御の障害」の中に分類されていた。しかし2013年に改訂されたDSM-5においては，アルコール使用障害などの物質嗜癖と，行動嗜癖であるギャンブル障害とは，「物質関連障害および嗜癖性障害群」として，同じカテゴリーの中に一つにまとめられた。

　ICDでは，2019年に承認されたICD-11において，ゲーム障害が「新しい依存症」として正式に認定された。これらはギャンブル障害とともに「嗜癖行動障害」としてまとめられており，さらに「物質使用・嗜癖行動障害」として，一つに包括されている。

　様々な基礎研究の積み重ねにより，物質嗜癖も行動嗜癖も，脳内の「報酬系」の異常であることが次第に明らかになってきており，それらが国際的な診断基準の中にも反映されてきているということなのであろう。

第3章
減酒外来の具体的な進め方

減酒外来とは,
減酒（節酒）を支援する外来のことである。
医療者の助言と指導の下で,
飲酒量や飲酒頻度を減らすための方法を解説する。

減酒外来とは

　減酒外来とは，医療者の助言と指導の下，飲酒量や飲酒頻度の低減（すなわち減酒）を試みていく外来のことである。

　日本においては，いくつかの医療施設における先進的な臨床実践[23～26]を経て，2017年4月より国立病院機構久里浜医療センターにおいて，わが国初の減酒外来AHRP（Alcohol Harm Reduction Program）が正式に開設された。当院においては，2015年頃より試行錯誤を繰り返しながら減酒外来を始め，現在に至っている。

　「アルコール依存症に対する減酒外来」という言葉は，本来，矛盾している。先述してきた通り，アルコール依存症は慢性進行性・不可逆性の「飲酒コントロール障害」であり，「ほどほどに飲む」ということができなくなっていく疾患だからである。

　「ブレーキの壊れた車」であれば，運転しないほうが安全に決まっている。医療者が無責任に減酒を勧めて，症状を悪化させてしまう危険性もある。アルコール依存症に対して最も有効な治療法が，「車に乗らないこと」すなわち断酒の継続であることは言うまでもないことである。

　しかしそれでもなお，減酒外来は今後，日本において幅広く普及していくべき治療法である。なぜなら減酒外来には，以下のような3つの側面があるからである。

1. 進行予防としての減酒外来

　減酒外来は，「危険な使用」「有害な使用」のレベルの患者に対して，アルコール依存症への進行を予防する効果が期待できる。

　多量飲酒者の飲酒量を低減するためのアプローチとしては，1980年代頃より欧米諸国において「ブリーフ・インターベンション（Brief Intervention：短期的介入）」と呼ばれる介入方法が開発され，有効性

を示す多くの報告がされている。日本においても，2001 年より肥前療養所（現・国立病院機構肥前精神医療センター）において，HAPPY プログラム（Hizen Alcoholism Prevention Program by Yuzuriha）[27] と名づけられた早期介入プログラムが開発され，地域精神保健福祉センターなどにて使われるようになってきている。

減酒外来は，「危険な使用」「有害な使用」のみならず，すでに「アルコール依存症」のレベルに到達している患者に対しても，重症化を予防する可能性があるとする研究がある[28]。車の喩えを用いるならば，減酒外来には，「ブレーキが壊れつつある車」である患者に対して，「ブレーキ」の破壊がさらに進行しないように予防する効果が期待できる。

2. ハーム・リダクション（被害低減策）としての減酒外来

ハーム・リダクション（Harm Reduction）とは，有害な問題を伴う行動習慣をやめられないとき，それらの問題を可能な限り少なくすることを目的として取られる公衆衛生上の実践や施策などのことを指す。日本語訳は「被害低減策」である。

ハーム・リダクションは，違法薬物乱用者への対策としてヨーロッパで考え出された。すなわち違法薬物の使用がどうしてもやめられないとき，次善の策として「注射器の使い回しをやめる」「薬物の使用量や使用頻度を少なくする」などの実現可能な部分から対策を立てていき，被害を最小限に食い止めようとすることが趣旨である。

こういったハーム・リダクションの考え方が，現代日本におけるアルコール医療の世界においても導入されつつある。最大の理由は，第 1 章で記した通り，107 万人のアルコール依存症患者のうち，治療している患者は 4 〜 6 万人に過ぎないという治療ギャップの問題が深刻だからである。

従来の日本のアルコール医療は，断酒するか断酒しないかの二者択一を患者に迫る傾向が強かった。「断酒する気がないのであれば，落ちる

ところまでとことん落ちて，断酒する気になってから出直してこい」というスタンスである。確かに患者は落ちるところまで落ちるだろう。しかし断酒の決意がついたときには，すでに取り返しのつかない状態に陥っている可能性が高い。

減酒外来は，「否認」の強いアルコール依存症患者を医療の現場に登場させやすくする。いきなり断酒を強要されるのではなく，減酒外来という穏やかな手段から始める選択肢もあることがわかれば，「医療者の話を聞くだけ聞いてみよう」と思う人は倍増するだろう。

車の喩えを再び用いれば，減酒外来は，「すでにブレーキが壊れてしまった車」から患者が降りることを拒んでいる場合，患者を見捨てるのではなく，医学的知識に基づく適切な助言などを行い，大事故を起こさないように見守っていくようなイメージである。

3. 断酒外来へのつなぎとしての減酒外来

読者の中には，「飲酒コントロール障害」であるアルコール依存症患者に対して，「ハーム（害）」が小さくなるように減酒させることなどできるのか，と思う人もいるかもしれない。

その疑問はもっともである。結論から述べると，アルコール依存症に対する減酒外来の明確な効果については，現状ではいまだ十分な結論は出ていない。今後，研究が進めば，どのようなタイプのアルコール依存症に減酒外来が有効であるのかなどについて，より明確な知見が出揃ってくる可能性はあるが，現時点では推測の域を出ない。身も蓋もない言い方をすれば，アルコール依存症に対する減酒外来がうまくいくかどうかは，やってみないとわからない。

しかし一つだけ言えることがある。それは，減酒外来を継続することができれば，たとえ結果が失敗に終わったとしても，減酒外来を通じて培った患者との信頼関係をベースに，患者を次の段階である断酒外来に導ける可能性が高くなるということである。

Adamson ら[29] の研究によれば，外来治療を行ったアルコール依存症患者のうち，当初は減酒を治療目標にしておきながら，12ヵ月後には断酒をしていた者が 10％いたことが報告されており，減酒外来が断酒外来の入り口となることが示唆されている。

車の喩えをさらに用いると，「ブレーキが壊れている車」に乗ることにこだわる患者に対して，医療者が患者の運転に付き合っていった結果，患者は治療のどこかで「ブレーキが壊れている」という事実に気がつき，「車から降りる」ことを決断するかもしれないということである。

Jカーブと，Jカーブのウソ

減酒外来の具体的な進め方についての説明を始める前に，世の中で広く信じられている「適量飲酒は身体によい」という健康神話について簡単に触れておきたい。

古典を紐解くと「徒然草」において吉田兼好が，「酒は百薬の長」と書いている。この言葉を現代医学において裏打ちするのが，Jカーブ曲線である。

横軸に 1 日あたりの飲酒量を取り，縦軸に死亡率などのリスクを取って，疫学的な相関関係を調べてみると，まったく飲酒をしない群よりも少量の飲酒をしている群のほうがリスクが減少し，さらに飲酒量が増えていくと再びリスクが上昇していくという現象が見られる。図にするとアルファベットのJの字のように見えることから，これをJカーブ曲線あるいはJカーブ効果と呼び，「適量飲酒は身体によい」ということの理論的根拠になっている。リスクが最も下がる「適量」は，純アルコール量で 10 〜 20g ／日程度である。日本酒にすると 0.5 〜 1 合／日ほどになる。

しかしJカーブ曲線は，すべての疾患に当てはまるわけではない。

図3-1において，（A）のパターンは，確かにJカーブ曲線を描いて

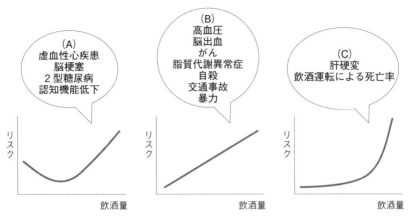

図3-1　各疾患・各状態のリスクと飲酒量との関係

いる。ただしこの曲線が当てはまるのは，虚血性心疾患，脳梗塞，2型糖尿病などであり，すべての場合に該当するわけではない[30, 31]。

　高血圧，脳出血，がん，脂質代謝異常症，自殺率などにおいては，(B)のパターンのように，飲酒量とリスクとは正比例の関係となる。さらに肝硬変などにおいては，(C) のパターンのように，飲酒量が多くなるにつれて飛躍的にリスクが倍増していくようなグラフになる。

　医師の中には，患者がアルコール依存症レベルにあることに気がつかず，患者に対して「少量の飲酒が健康によいことは医学的にも証明されている」「だからほどほどの量であれば飲酒したほうがよい」などと勧めてしまう医師もいる。自らも愛飲家の医師が多いようである。

　医師の言動は，医師自身が思っている以上に，患者への影響力が大きい。たとえば家族から説得されてようやく断酒を開始した患者が，かかりつけの医師からのお墨つきの言葉をもらって，「有名な○○病院の部長の先生が，少しなら飲んでもいいと言っている」などと主張し始め，再び飲み出してしまうケースはよくある。家族が説得しても，患者は医師の言葉を「水戸黄門の印籠」のように振りかざす。

　「飲酒コントロール障害」であるアルコール依存症患者が，日本酒0.5

合で収まるわけがない。患者はしばしば，医師の「少しなら飲んでもいい」という言葉のうち「飲んでもいい」の部分しか聞こえていないか，「日本酒 0.5 合程度なら」という言葉を「日本酒 5 合程度なら」と聞き間違えている。

減酒外来初日（1）
受診に至った経緯（困っている問題）について聞く

　患者が初診した際に医療者がまず行うことは，「今回，受診に至った経緯（困っている問題）」について聞くということである。

　当たり前のように思えるかもしれないが，医療者が，患者の「困っている問題」についてこだわることは重要である。

　今まで患者は，「自分は飲酒コントロール障害である」という事実を必死に「否認」して生きてきた。それが今回，ついにクリニックに来なければならないほどの何らかの重大な失敗をしてしまったわけである。患者が立て籠っていた「否認」の要塞は，たった今，つけ入る隙を見せているのである。それは「気づき」のチャンスでもある。

　家族が同伴して来院した場合は，患者本人の同意を得た上で，なるべく家族同席面談の形にするほうが望ましい。「困っている問題」に対する認識は，たいてい家族と患者との間で温度差がある。家族は医療者に対して，「患者のアルコール問題がいかにひどいか」について言い募る。一方の患者のほうは，「自分がいかに普通の酒飲みであるか」について懸命に自己証明をしようとする。

　こういった場合，医療者が，家族の側に肩入れし過ぎてしまうのは禁物である。医療者は，どちら側にも加担することなく，中立的な立場から「困っている問題」について聞いていく。飲酒問題に対する家族と患者との認識の違いを確認していく作業は，現在の患者の「病識」がどの程度育っているのかを推し量る目安にもなる。

　以下に，初診における面談の一例を示す。

医療者：まず最初に，○○さんが現在困っている問題について教えていただけますか。本日はどのような経緯で，この病院を受診されることになったのですか。

患者：いや，こいつが「あんたの飲み方は絶対におかしい」と，口うるさく言うものですから……。自分ではそんなに大変な問題だとは思ってないんですけどね。

家族：先生，聞いてくださいよ。先週の金曜日の夜，この人，会社の飲み会で四次会くらいまで行ったらしく，電話しても全然連絡がつかなくなっちゃったんです。そうしたら朝の5時頃に警察から電話がかかってきたんです。泥酔して公衆トイレの中で寝込んでいたご主人のことを保護していますって。

医療者：ほう。

家族：それで仕方なくタクシーで迎えに行ったんです。財布も携帯もなくしているし，上着は泥だらけだし。本当に情けなくて……。どうしてそんなところで寝ていたのか，本人に聞いても全然覚えていないとか言いますし……。

医療者：ご本人は，どのくらいの時点まで，記憶があるんですか。

患者：二次会の途中くらいまでは覚えているんですけどねー。三次会に行こうという話になったあたりから，つい調子に乗って飲むペースが速くなってしまって。あとはあんまり記憶がないですねー。いやあ，今回はちょっと失敗しちゃいましたよ。

家族：先生，今回だけじゃないんです。最近はしょっちゅう似たようなことがあるんです。昨年の年末にも大学時代のお友達との同級会があって，そこでも飲み過ぎてしまって……。家もわからなくなってしまって，マンションの違う階のお部屋のインターホンを，真夜中に何度も鳴らしていたんです。それから昨年の10月には，会社の飲み会のあと終電で寝過ごして，箱根のほうまで行ってしまったりして。

患者：お前，そんな昔の関係ないことまで蒸し返すなよ。あのとき

84 第3章 減酒外来の具体的な進め方

はお世話になった専務の送別会だったから，飲みすぎても仕方がな
かったって言っただろ。

減酒外来初日（2）
過去1年間の飲酒状況について聞く

受診に至った経緯について聞いた後は，少し時間をさかのぼり，過去
1年間の飲酒状況（飲酒量，飲酒頻度など）について，詳しく聴取して
いく。アルコール飲料には様々な種類があり，アルコール濃度もそれぞ
れ異なる。ビールを何杯飲んだとか，日本酒を何合飲んだとかではなく，
そのアルコール飲料に含まれている純アルコール量を計算してカウント
したほうがわかりやすい。

換算式は簡単である。第1章で示した図1-3「様々なアルコール飲
料と純アルコール量」も，この計算式に基づいている。

1. 純アルコール量への換算式を教える

たとえば生ビール500mLを1杯飲むとすると，ビールはアルコール
濃度が約5％であるため，ビール500mL中には，$500 \times 0.05 = 25$ と計
算し，体積25mLの純アルコールが含まれている。純アルコールは水よ
り軽く，比重が約0.8であるため，$25 \times 0.8 = 20$ と計算し，体積25mL
の純アルコールは，重量にすると20gだということがわかる。結局，ビー
ル500mLの中には，純アルコールが20g入っていると計算できる。他
のアルコール類も同様である（図3-2）。

2. 日々の飲酒量について聞く

日々の飲酒量については，通常の日は1日あたりどのくらいの量を飲
んでいるのか，多量飲酒するときは1日あたりどのくらいの量を飲んで
いるのか，などについて質問する。前記した純アルコール量への換算式
に基づいて，患者と一緒に計算していく。

| 500 mL | × | 0.05 %/100 | × | 0.8 | = | 20 g |
| (量) | | (濃度) | | (比重) | | (純アルコール量) |

| 20 g | ÷ | 10 | ≒ | 2 ドリンク |
| (純アルコール量) | | | | |

ビール　500mL　1杯

| 180 mL | × | 0.15 %/100 | × | 0.8 | = | 21.6 g |
| (量) | | (濃度) | | (比重) | | (純アルコール量) |

| 21.6 g | ÷ | 10 | ≒ | 2 ドリンク |
| (純アルコール量) | | | | |

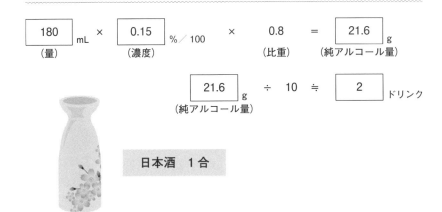

日本酒　1合

| 60 mL | × | 0.4 %/100 | × | 0.8 | = | 19.2 g |
| (量) | | (濃度) | | (比重) | | (純アルコール量) |

| 19.2 g | ÷ | 10 | ≒ | 2 ドリンク |
| (純アルコール量) | | | | |

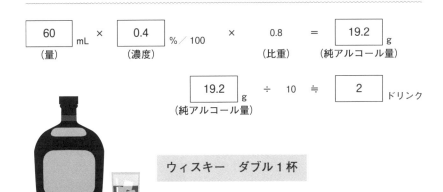

ウィスキー　ダブル1杯

図3-2　純アルコール量の計算式

たとえば患者が「家で飲む平日は，だいたいビール 500mL × 2 缶程度です」と答えれば，通常の日の飲酒量は，約 40g ／回となる。

また患者が「会社の飲み会では，ビールでジョッキ（約 500mL）を 2 杯くらい飲んで，その後はウィスキーをダブルで 3 杯くらい飲みますね」と答えれば，500mL × 2 杯 × 0.05 × 0.8 ＋ 60mL × 3 杯 × 0.4 × 0.8 と計算し，約 100g 程度／回というように計算する。

手間がかかるようであるが，患者と一緒に計算することで，ゆくゆくは患者が 1 人でできるようになることを期待している。なお多量飲酒しているときは，途中から記憶があいまいになり，患者は自分の飲酒量を覚えていないことも多い。

3. 飲酒する日の頻度，多量飲酒する日の頻度について聞く

飲酒頻度については，1 週間のうちに飲酒する日（飲酒日）が何日あるかについて質問する。1 杯でも酒に口をつけたら飲酒日とする。

多量飲酒する日の頻度については，純アルコール量 60g ／日以上飲む日が，1 週間に何日あるか，あるいは 1 ヵ月に何日あるかについて質問する。

最初の質問事項である「受診に至った経緯（困っている問題）」は，患者本人と家族とで評価に差が出ることがあるが，日々の飲酒量，飲酒する日の頻度，多量飲酒する日の頻度などについては，客観的な事柄であるため一致しやすい。

4. ブラックアウトしてしまう日の頻度について聞く

ブラックアウトの頻度は患者本人にしかわからないが，「飲み過ぎて問題を起こした日の頻度」や「迷惑をかけた日の頻度」などと違って患者を責め立てるような質問ではないため，患者は比較的正直に答えてくれる。「最後の店で同僚と何を話したか」「家までどうやって帰ってきたか」「眠るまでに家族と何を話したのか」などについて，患者がスポッ

ト状に記憶を失っていることは，意外によくあることである。

5．周囲からの評価について聞く

　患者のほとんどは，周囲から飲酒による何らかの問題を指摘されて，アルコール外来を初診する。医療者は患者に，飲酒について周囲からどのように評価されているのかについて尋ねる。これは「受診に至った経緯（困っている問題）」とも密接に関係した質問である。

　家族，親戚，友人，上司，同僚，医師，保健師などから，飲酒の仕方について心配されたり，飲酒量を減らしたほうがよいと勧められたりしたことがあったかどうかについても質問する。もしあった場合は，過去1年以内にそういうことがあったかどうか，過去1年にはなかったが以前にはそういうことがあったかどうか，などについて尋ねる。

　この質問は，断酒ではなく，減酒を勧められたことがあるかどうかを聞いていることがミソである。

減酒外来初日（3）
患者がどのような人なのかを理解する

1．仕事や家族について聞く

　飲酒は，患者の現在の生活と密接に結びついている。医療者は，患者が現在どのような生活環境にいるかを知っておく必要がある。

　患者がどんな仕事に就いているか聴取することは重要である。たとえば患者が営業職にある場合，お酒を飲むことは仕事上重要な役割を果たしていると考えられる。また，患者が企業の重役であったり会社の経営者であったりする場合，酒臭い息で仕事をしても誰にも注意されない環境にいるのかもしれない。

　家族構成も重要である。もし患者が独身一人暮らしであれば，飲酒を止める人は誰もいない。患者の土日の楽しみは，日中からちびちびと飲酒しながら，DVD を鑑賞することかもしれない。

2. 生活歴および飲酒歴を聞く

　飲酒は，患者の人生と結びついている。患者が子どもの頃から現在に至るまでどのような人生を送ってきたのか，筆者は初診時において，可能な限り詳しく聞くようにしている。生活歴を聴取することは，同時に患者の飲酒歴を知ることにもつながってくる。

　まず患者の出身地を聞く。もし患者が有名な酒どころの出身であれば，患者が幼い頃からアルコールとどのように接してきたか想像できるだろう。次に，患者が育った原家族の家族構成を聞く。両親が酒に強かったかどうか，両親や親戚にアルコール依存症レベルの人がいなかったどうかなどを確認する。たとえアルコール依存症と診断されていなくても，「父親が酒乱傾向だった」「叔父が肝硬変で50代で死去した」といった情報があれば，遺伝負因があるかもしれないと疑うべきである。

　双極性障害の遺伝歴についても質問する。第2章で記したように，気分障害とアルコール依存症は非常に合併しやすい疾患であるからである。

　生まれて初めて酒を飲むことを初飲と呼ぶが，初飲の時期について尋ねる。たいてい初飲は10代後半頃のことが多いが，小学生の頃から父親に付き合って飲んでいた，などというツワモノもいる。初飲年齢からは，患者の原家族のアルコールに対する許容度なども推し量ることができる。

　機会飲酒がいつ頃始まったかについて確認する。高校を卒業してすぐ社会に出た人も，大学に進学した人も，だいたい17〜22歳頃から機会飲酒が始まっていることがほとんどだろう。

　飲み始めの頃，顔が赤くなるタイプであったかどうかを確認することを忘れてはならない。顔が赤くなるタイプの人はフラッシャーと呼ばれ，アルコールの代謝産物であるアセトアルデヒドを分解する酵素（アセトアルデヒド脱水素酵素）が低活性型〜不活性型であると推定される。もともと，このタイプの人は酒に弱い。そんな患者が，今，アルコール外

来を受診しているということは，患者が「鍛えて強くなってきたタイプ」であることが示唆される。このタイプの人は，大量飲酒により，食道がん，喉頭がん，咽頭がんなどになりやすい。

その他，青年期のエピソードとしては，違法薬物の使用経験があるか（もちろん守秘義務は厳守する），女性の場合は摂食障害の既往があるかなどについても確認すべきであろう。いずれもアルコールへの依存と密接な関係があるからである。

習慣飲酒については，それがいつ頃始まったか尋ねる。筆者の場合，患者の職業人としての仕事の変遷などについても，細かく聞き込むことが多い。可能であれば，出身大学や，勤務している会社名，仕事の内容，役職なども尋ねる。一見，飲酒と関係ないように見えて，キャリアの形成と飲酒とは大きな関係を持っている。たとえば，ある時期から中間管理職に昇進してストレスが激増したとか，ある時期に単身赴任が始まり，休日は昼から飲酒するようになったとか，患者が人生のどの局面で習慣大量飲酒を始めるようになったのかを聞いていく。

その他の確認すべきこととしては，うつ病や躁うつ病の既往があるかどうかは重要である。大きな身体疾患の既往の有無についても確認しておいたほうがよい。たとえばどこかで胃の全摘手術などを受けている場合，そこから一気にアルコール依存症が進行することがよくある。

3．現病歴を聞く

生活歴と飲酒歴を聞いた後は，いよいよ患者の現病歴について詳しく聴取していく。具体的には，いつ頃からどのような飲酒問題が出現してきたのか，いつ頃から周囲より心配されたり責められたりするようになったのか，いつ頃からブラックアウトが頻回になってきたのか，いつ頃から今日は飲まないと決めていても飲んでしまうことが増えてきたのか，などである。

家族が初診時に同席している場合は，医療者は中立性を保つことに気

をつけながら，家族からの評価も同時に聞いていく。家族からの評価は，たいていは患者自身の自己評価よりも正確である。

　患者は，何らかの重大な飲酒問題を起こして，今，医療者の目の前に登場しているわけだが，実際には受診の数年前から様々な飲酒問題が始まっていることがほとんどである。

　考えてみると，アルコール外来を好んで受診したい人は誰もいないだろう。患者は人生の中で，自分の「プライド」をかけて，自力で飲酒をコントロールしようと努力してきたはずである。しかし次第に飲酒コントロール能力を失っていき，その結果，失敗が繰り返されるようになっていった。そして今回，ついにアルコール外来を受診せざるを得ないほどの重大な失敗を起こしてしまい，恥を忍んで医療者の目の前に現れたのである。

　生活歴や現病歴の聴取は，ここに至って最初に聞いた「受診に至った経緯（困っている問題）」につながってくる。患者本人が気づいているかどうかはわからないが，患者の現病歴とは，その人の「プライド」と「アルコールの魔力」との間の相克の歴史でもある。

　患者の生活歴や現病歴を詳しく聞き込むことは，時間のかかる作業である。しかし患者の詳しい生活歴や現病歴の聴取を通して，患者がどのような人物であるのか，どのようにして生きてきたのか，人生のどの局面において大量のアルコールが必要となったのかなど，患者の「人となり」が次第に目の前に浮かび上がってくる。そして患者の「人となり」をイメージすることができれば，患者にとってアルコールを飲むという行為がどのような意味を持っているのか，医療者は理解することができるようになる。

　（付言すると，初診時においては生活歴の聴取を意図的に最小限にとどめることもある。たとえば治療意欲が極めて乏しい患者に対して，内科医・救急医・産業医などが早期介入を行う場合などである。こういっ

た場合，詳しい生活歴の聴取が，「介入されたくない」という患者の抵抗をかえって強化してしまう可能性も考えられる。逆に，医療者が飲酒問題に限定したアドバイスを続けていくうちに，患者のほうから飲酒の背景にある問題について相談してくることもある。このあたりの機微には医療者のセンスが問われてくるだろう。）

減酒外来初日（4）
血液検査を行う

　アルコール依存症の医療においては，患者の身体的状態を絶えず評価しておくことは欠かせない。画像診断を行うことが難しいクリニックの場合，血液検査が重要な意味を持つ。筆者の場合，初診に訪れた患者に対して，原則的に初診日に血液検査を行うことにしている。「これから血液検査をします」と言うと，たいていの患者が，ぎくりとした顔になる。患者には，肝機能の数値などにやましいところがあるのかもしれない。そんな患者に対しては，「○○さんの現在の身体状態を初診データとして把握しておきたいだけです」「たとえ肝機能が悪くても，すぐに酒をやめろというわけではありません」と，患者の「安全」を保障してあげると，納得してくれることが多い。患者が血液検査に難色を示す場合は，直近の人間ドックなどでの血液検査データを2回目の外来受診時に持参してもらい，代わりとすることもある。

　初診において検査する項目は，生化学検査，血球算定検査など，一般内科の外来にて行うものとほぼ変わらない（**表3-1**）。クリニックで行える血液検査だけではどうしても限界はあるが，それでも患者の身体的状態について，大まかな見立てをすることはできる。

　まず，長期間の多量飲酒に対する生物学的マーカーである γ-GTP の値をチェックすることは，多くの医師が行っていることだろう。ただし多量飲酒をしていても γ-GTP がまったく上がらない人もいるため，過信は禁物である。

92 第3章 減酒外来の具体的な進め方

表3-1 初診時に行う血液検査（例）

生化学検査（生化）		血球算定検査（血算）
総蛋白（TP） アルブミン（Alb）	総コレステロール(Tcho) LDLコレステロール(LDL) HDLコレステロール(HDL) 中性脂肪（TG）	白血球（WBC） 赤血球（RBC） 血色素量（Hb） ヘマトクリット値（Ht） MCH MCH MCHC 血小板数（Plt）
総ビリルビン（T-Bil） 直接ビリルビン（D-Bil）		
AST（GOT） ALT（GPT） LDH コリンエステラーゼ（Ch-E） アルカリホスファターゼ(ALP) γ-GTP	尿素窒素（BUN） クレアチニン（CRE） 尿酸（UA）	
	ナトリウム（Na） クロール（Cl） カリウム（K） カルシウム（Ca）	
CPK（CK） アミラーゼ（AMY）	グルコース（Glu） HbA1c	
	CRP	

　γ-GTP 以外の検査としては，AST，ALT，LDH などの数値によっ
て，現在，肝細胞の破壊がどの程度起こっているのか判断することがで
きる。AST や ALT が異常な高値を示している場合は，γ-GTP が異
常高値であるよりも，事態が切迫している可能性が高い。その他，直接
ビリルビン，ALP などが高値を示している場合は，黄疸が出現しており，
肝不全の状態にあると推測できるし，アルブミン低値，コリンエステ
ラーゼ低値，総コレステロール低値などが認められる場合は，肝臓の合
成能が低下しており，肝硬変が進行しているかもしれないと予測できる。
血小板数の低下の度合いが，肝硬変の進行度を反映していることは広く
知られていることである。筆者の場合，現病歴などから肝硬変が強く疑
われる場合は，初診時の血液検査に，Ⅳ型コラーゲン，Ⅳ型コラーゲン
7S，ヒアルロン酸などの肝線維化マーカー検査を適宜，追加している。

肝不全傾向が強く疑われる場合には，本来であれば，凝固能検査や血中アンモニア濃度なども測定したいところであるが，クリニックではそこまではできない。また，軽度の意識障害が疑われる場合には，慢性硬膜下血腫なども鑑別するために，頭部 CT などの画像診断を至急に行うべきである。速やかに内科に紹介し，併診をお願いすることが安全であろう。

　アルコール依存症は，肝機能障害の他に，様々な身体疾患を合併する。糖尿病を併発している場合は，グルコースや HbA1c などが上昇する。中性脂肪が異常な高値を示している場合は，患者には急性膵炎を起こす危険性が高まっているかもしれない。

　その他，アルコール依存症は，高尿酸血症，大球性貧血，低カリウム血症なども合併しやすい。大球性貧血の有無を調べる検査の一つである平均赤血球容積（MCV）は，長期間の飲酒習慣によって有意に上昇し，2〜4ヵ月程度の期間，正常域まで下がらない。そのため MCV は，γ–GTP と並んで，多量飲酒を示す生物学的マーカーとされている。その他，日本においてはいまだ保険適応がされていないが，％CDT は，長期間の少量飲酒の習慣に対しても感度を持つ生物学的マーカーであるといわれている。

減酒外来初日（5）
アルコール依存症スクリーニングテストを行う

　第 1 章で述べたように，アルコール依存症の主要な医学的診断基準は 2 つ存在している。WHO が作成している ICD（表 1-2）と，アメリカ精神医学会が作成している DSM である。

　しかし患者との面談においては，筆者はアルコール依存症自己診断テスト（スクリーニングテスト）を用いることにしている。医学的診断基準は，あくまでも医師が判断するものであり，患者の実感とはしばしばかけ離れるからである。

94 第3章 減酒外来の具体的な進め方

C	あなたは今までに，飲酒量を減らさなければいけないと思ったことがありますか？（Cut down）
A	あなたは今までに，飲酒を批判されて腹が立ったり苛立ったことがありますか？（Annoyed by criticism）
G	あなたは今までに，自分の飲酒に後ろめたい気持ちや罪の意識を持ったことがありますか？（Guilty feeling）
E	あなたは今までに，朝酒や迎え酒をしたことがありますか？（Eye-opener）

図3-3　CAGE テスト

「病識」を育てていくという観点からも，医療者が患者と一緒に自己診断テストを行っていくことは重要である。ここでは代表的な2つのスクリーニングテストを紹介する。

1．CAGE テスト

CAGE テストは，イギリスで開発されたスクリーニングテストである。4つの質問事項からなり，それぞれの項目の頭文字をとって，CAGE という名前になっている（**図3-3**）。

このうち Eye-opener とは，朝酒や迎え酒をすると「目がシャキッと開く」という意味である。CAGE テスト全4項目のうち2項目以上が該当すれば，アルコール依存症の可能性が高いとされている。

CAGE テストは極めて簡便だが，敏感度（sensibility）77.8％，特異度（specificity）92.6％とする報告[32]もあり，高い確度を持つテストである。CAGE テスト2点以上の人は，現代日本において342万人存在すると推定されている（図1-16）。

2. アルコール使用障害特定テスト（AUDIT）

AUDIT（Alcohol Use Disorders Identification Test）は，アルコール関連問題の早期発見を目的に，WHO が開発したスクリーニングテストである。現在，世界各国で最も使われているテストでもある。

様々な研究において，AUDIT は，敏感度，特異度ともに非常に優れていることが証明されている。γ-GTP や % CDT などの生物学的マーカーよりも，AUDIT のほうが，敏感度，特異度ともに高いとする報告[33]もある。また AUDIT は，6 ヵ国（アメリカ，メキシコ，オーストラリア，ノルウェー，ブルガリア，ケニア）の調査研究に基づいて作成されたため，人種による差が少ないとされている。

CAGE テストが，「現在，アルコール依存症であるかどうか」を判別するために作成されているのに対して，AUDIT は点数として定量化することにより，「現在のアルコール問題の重症度・進行度」を評価することが可能である。そのため，断酒が必要かどうかのみならず，減酒を目的とした早期介入にも使用することができる。AUDIT-C という簡易版が使われることもあるが，一般的には Core AUDIT とも呼ばれる 10 項目 40 点満点のテストが使用される。各項目ごとに点数を出していき，合計点が患者のスコアとなる（図 3-4）。

筆者は，初診時の診察において AUDIT を使用する。患者と一緒に，AUDIT の中の Q 1 から Q10 までを 1 項目ずつ検討していき，合計点数を計算する。AUDIT では，飲酒量はドリンクという単位が用いられているが，1 ドリンクは純アルコール 10g に相当する。飲酒量の計算のところで算出した純アルコール量を 10 で割れば，ドリンク数が出る。

AUDIT の 10 項目に目を通された読者の中には，お気づきになられた人もいるかもしれないが，本章においてここまで述べてきた患者からの病歴聴取事項は，実は AUDIT の項目に添ったものでもある。AUDIT は，多少の時間がかかるテストであるが，このように病歴聴取と絡めることで，5 分もあれば合計点数を出すことが可能になる。

96 第3章 減酒外来の具体的な進め方

Q1 あなたはアルコール含有飲料をどのくらいの頻度で飲みますか？

0．飲まない 　　　1．1ヵ月に1度以下 　　2．1ヵ月に2～4度
3．1週に2～3度 　4．1週に4度以上

Q2 飲酒するときには通常どのくらいの量を飲みますか？
（1ドリンク＝純アルコール10g）

0．1～2ドリンク 　1．3～4ドリンク 　　2．5～6ドリンク
3．7～9ドリンク 　4．10ドリンク以上

Q3 一度に6ドリンク以上飲酒することがどのくらいの頻度でありますか？

0．ない 　　　　　1．1ヵ月に1度未満 　2．1ヵ月に1度
3．1週に1度 　　　4．毎日あるいはほとんど毎日

Q4 過去1年間に，飲み始めると止められなかったことが，どのくらいの頻度でありましたか？

0．ない 　　　　　1．1ヵ月に1度未満 　2．1ヵ月に1度
3．1週に1度 　　　4．毎日あるいはほとんど毎日

Q5 過去1年間に，普通だと行えることを飲酒をしていたためにできなかったことが，どのくらいの頻度でありましたか？

0．ない 　　　　　1．1ヵ月に1度未満 　2．1ヵ月に1度
3．1週に1度 　　　4．毎日あるいはほとんど毎日

図3-4　アルコール使用障害特定テスト（Alcohol Use Disorders Identification Test：
AUDIT）

Q6 過去1年間に，深酒の後，体調を整えるために，朝の迎え酒をせねばならなかったことが，どのくらいの頻度でありましたか？

0．ない 1．1ヵ月に1度未満 2．1ヵ月に1度
3．1週に1度 4．毎日あるいはほとんど毎日

Q7 過去1年間に，飲酒の後，罪悪感や自責の念にかられたことが，どのくらいの頻度でありましたか？

0．ない 1．1ヵ月に1度未満 2．1ヵ月に1度
3．1週に1度 4．毎日あるいはほとんど毎日

Q8 過去1年間に，飲酒のため前夜の出来事を思い出せなかったことが，どのくらいの頻度でありましたか？

0．ない 1．1ヵ月に1度未満 2．1ヵ月に1度
3．1週に1度 4．毎日あるいはほとんど毎日

Q9 あなたの飲酒のために，あなた自身か他の誰かが，けがをしたことがありますか？

0．ない 2．あるが，過去1年にはなし
4．過去1年間にあり

Q10 肉親や親戚，友人，医師，あるいは他の健康管理に携わる人が，あなたの飲酒について心配したり，飲酒量を減らすように勧めたりしたことがありますか？

0．ない 2．あるが，過去1年にはなし
4．過去1年間にあり

合計 □ 点／40点

第3章 減酒外来の具体的な進め方

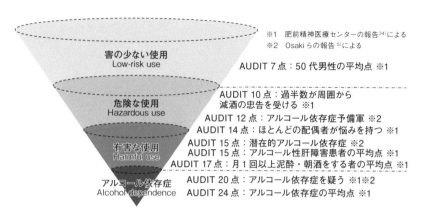

図3-5　AUDITの点数とアルコール問題の重症度との関係

　飲酒文化は各国様々であり，アルコールに対する社会の寛容度も様々である。そのためWHOは，AUDITの世界共通のカットオフ値を定めていない。日本の場合，肥前精神医療センターの研究報告[34]やOsakiらの研究報告[5]において，AUDITの点数とアルコール問題との関係は，図3-5のようになっている。

減酒外来初日（6）
アルコール依存症についての「ミニ講義」を行う

　AUDITの点数を出した後，患者に対して，アルコール依存症についての「ミニ講義」を行う。具体的には，本書の第1章で概説したような内容をA3版程度のパネル何枚かにまとめておき，それらを使って説明をしていく。パソコンを使ってもよいだろう。「ミニ講義」に要する時間は，おおむね5分程度である。

　「ミニ講義」を行う上でのコツは，医療者ができるだけ中立的かつ客観的な態度を保つことである。患者が「ミニ講義」を「自分に対する非難や説教」と受け取り，身構えてしまえば，「ミニ講義」の内容は，患者の耳には届かないからである。

減酒外来初日（7）
治療方針を定める

　ここにおいて初めて，初診における診察は，減酒外来で始めるか断酒外来で開始するか，治療方針を定める段階に入る。

　第4章にて後述するが，AUDITの点数が15点以上ありICD-10においてアルコール依存症の診断基準を満たしていれば，治療方針は基本的に断酒外来の適応となる（図4-1）。そしてアルコール外来にやってくるのは，ほとんどがこの範疇に入る人々である。

　しかし残念ながら，患者が断酒外来を希望することは少ない。AUDITが優に20点を超える人々，ときに30点以上の人々が，断酒外来ではなく減酒外来を希望する。「減酒外来でなければ治療を受けない」と頑なな態度を崩さない患者もいる。

　以下に初診における面談の一例を示す。

　医療者：ここまでいろいろお話を伺ってきて，○○さんが現在，どのような状態なのか，私なりにだいたい理解しました。○○さんの状態についての医師としての診断や意見を伝える前に，まず，アルコール依存症という疾患についての一般的な説明をさせてもらってもいいですか。

　患者：はい。お願いします。

　医療者：では，図で説明していきますね（以下，パネルを見せながら，アルコール依存症についての「ミニ講義」を行っていく）。

　　　　　　　　　　　　　　　　（中略）

　患者：うーむ。アルコールは，強力な依存性薬物なんですねえ。知らなかったなあ……。

　家族：山型飲酒サイクルって，まるであなたのことじゃないの。この人,確かに3ヵ月間くらいやめていたこともあったんです。だから,

俺はアル中のわけがないとか変な自信を持っちゃってて……。でも飲み始めると，わけがわからなくなるまで飲み過ぎてしまうんですね。今年のお正月は朝からずっと飲み続けていましたし。

　患者：確かに，私はこの山型飲酒サイクルのパターンにそっくりですね。うーむ。

　医療者：それでは一般論はこの程度にして，○○さんの診断についても説明していきますね。

　患者：はい。

　医療者：次の図は，日本の飲酒者の人口分布を示したものです（パネルを示しながら，説明を行っていく）。

（中略）

　患者：私はどこですかねー。やっぱりアリ地獄の下のほうですかねー。

　医療者：先ほど○○さんに一緒にやっていただいた AUDIT によると，20点以上は「アルコール依存症疑い」とみなされることが多いです。○○さんの場合，27点ありますから，AUDIT に従えば，アルコール依存症である可能性が非常に高いと言わざるを得ないかと思います。アルコール依存症の平均点は24点といわれていますから，残念ながら，平均点よりもかなり高いですね。

　患者：27点……。うーむ。完璧に入っていますね……。これはかなりのハイスコアですな。ハハハ。正直，自分でも，アルコール依存症のケはあるかなと思っていましたが，そんなに重いとは……。27点……。うーむ……。

　医療者：治療方針はどうしましょうか。医師の立場から言うと，AUDIT が30点近くありますから，減酒は難しいかなとは思います。断酒のほうが望ましいとは思いますけど。

　患者：断酒というと，もう一生，酒は飲めないということですか？ 何年かしたら，またうまく飲めるようにはならないのですか？

医療者：現在の医学では，一度壊れてしまった飲酒に対するブレーキは，一生治らないといわれています。一定期間の禁酒はできても，飲み始めると，元の大量飲酒に戻ってしまうことがほとんどです。ですので，断酒の開始と継続が，最も安全な治療法とされています。

患者：断酒かあ……。うーん。ちょっとそれは厳しいなあ……。

家族：この際，お酒をスパッとやめたらいいんじゃないの？　先生が言うみたいに，あなたは，ほどほどに飲めない人なんだと思うわよ。減酒は無理なんじゃないの？

患者：でもなあ。お客さんの接待とか，会社の付き合いとか，いろいろあるからなあ。断酒はなあー。先生，なんとかならんのですか？

医療者：できるかできないかはやってみないとわかりませんが，ひとまず減酒にトライしてみるという方法がないことはないです。現在の飲酒量は，1回あたり100gをはるかに超えていますから，少なくとも飲酒量を減らす必要はありますね。減酒をする気はありますか？

患者：それはもちろんありますよ。自分でも飲みすぎだなとは思っていましたから。

医療者：奥様はどうですか？

家族：まあ，ほどほどに飲んでくれるのであれば……。一生，お酒を飲めないというのは，確かにかわいそうな気もしますし……。先生が見守ってくださるのであれば……。

医療者：それではいったん減酒外来でやっていくことにしましょうか。減酒ができてもできなくても，定期的に来院してくださいね。強制はしませんが，その都度その都度，専門家としての立場から，アドバイスをしていきますので。

患者：ええ。先生，是非よろしくお願いいたします。

医療者：それではどのように減酒をしていくか，具体的に相談していきましょうか。

減酒外来初日（8）
減酒目標を定める

1. 減酒目標を定める上での留意点

　患者が減酒の意志を表明し，減酒外来を開始することに同意してくれた場合，まず医療者は，患者と相談しながら暫定的な減酒目標を定める。以下に，減酒目標を定めていく上での留意点を述べる。

　1）客観視できる基準を決める

　単に減酒外来を始めるといっても，患者から「今回もほどほどの量で減酒できました」という報告を受けるだけでは，実際にどの程度の減酒をしているのか医療者にはわからない。減酒外来の効果を評価していくためにも，医療者は，客観視することができる基準を作る必要があるだろう。

　もっとも簡単な基準は純アルコール量である。後述するスマートフォンの減酒アプリを使えば，患者が煩わしい計算をしなくても，純アルコール量のグラム数に自動変換してくれる。

　2）達成可能な目標を設定する

　減酒目標を立てる上で重要なことは，患者が7～8割の力でできそうな達成可能な目標とすることである。医療者が「正論」で押し通すことは簡単である。しかし，患者は「俺には無理」と諦めてしまい，減酒外来に来なくなってしまうのが関の山である。

　医療者は「正論」に囚われ過ぎず，その患者ごとに柔軟に減酒目標を定めていくべきである。もちろん「正論」について患者に説明しておく義務はある。減酒目標は，患者の希望を聞きつつ，専門家としての意見も言い，両者のすり合わせによって決めていく形になるだろう。

　3）失敗してもよいことを保障する

　実現可能と思われる減酒目標を設定しても，患者が実際にやってみるとできない場合もある。そもそも「飲酒コントロール障害」であること

が病気の本態であるのだから，患者がうまく減酒できないことは当然である。医療者は，失敗してもよいことを患者に保障しておくべきである。

診察においては，友好的で柔らかな雰囲気を醸し出すことを心掛けるべきである。患者が失敗してしまった場合は，もう一度トライしてみるように，医療者は患者を励ます。ときには患者と相談し，新しい減酒目標を立て直す。減酒目標はあくまでも暫定的なものであり，その都度その都度，流動的に決めていけばよい。医療者は患者を罰する者ではなく，患者のよきサポーターでなければならない。

2. 減酒目標の立て方の具体的な例

減酒目標を定める上で，達成可能な目標を設定することが重要であることはすでに述べたが，もう一つ考えなければならないことがある。それは，患者が現在，飲酒によって何が困っているのか，という視点である。ここにおいて，初診の最初に患者から聴取した「受診に至った経緯（困っている問題）」すなわち「主訴」に立ち戻ることが必要となってくる。患者と患者の家族にとって一番の問題となっているハーム（害）を減らすことが，減酒外来の重要な目的であるからである。

減酒のやり方に正解はないが，大まかに分類すると，以下のような方法がある。これらは組み合わせて使うことも多い。

1）「休肝日」設定型

これは文字通り，週に何日かの休肝日を作ることを目標とするやり方である。休肝日を作ることができれば，全体としての飲酒量を減らすことが期待できる。

目標とする休肝日の日数は，患者ごとに異なる。たとえば「週に1日だけ休肝日を作る」「週に2日だけ休肝日を作る」「平日の月〜木は休肝日として，週末の金土日だけ飲む」「1日ごと交互に休肝日と飲酒日を作る」など様々である。

「休肝日」設定型が困難な患者もいる。たとえば「飲酒しないと眠れ

なくなってしまう」などといった離脱症状が認められる患者では，休肝日を作ることは難しい。こういった場合，筆者は，患者が信用できるかどうかを判断した上で，「休肝日にのみ使用可」という条件を出して，睡眠薬を処方することもある。

「休肝日」設定型が病状を悪化させてしまう場合もある。特に患者の主訴が，大量飲酒下でのブラックアウトである場合，休肝日を設定することで，かえって飲酒できる日の飲酒量が倍増してしまい，ブラックアウトの回数も増えてしまうことはよくある。おそらく「明日は飲めない」「今日しか飲めない」と思うことで，１回あたりの飲酒量が増えてしまうのだろう。気持ちはわからなくはないが，こういった患者の場合は，「休肝日」設定型とは違う方法を考えたほうがよいかもしれない。

以上より，「休肝日」設定型が有効に機能するのは，たとえば肝機能障害などの内科的問題が主訴であり，全体としての飲酒量を減らすことで身体状態の改善が期待できるケースなどである。逆に，行きつけの居酒屋や馴染みのバーなどで飲み仲間と馬鹿騒ぎすることを楽しみにしている患者には，「休肝日」設定型はあまり向かないかもしれない。

　２）「１日あたりの上限飲酒量」設定型

　これは，休肝日を作るかどうかはあまり気にせず，むしろ１日あたりの上限飲酒量を設定するやり方である。

　第１章で述べたように，厚労省の基準では，「節度のある適度な飲酒」は，男性は純アルコール量20g以下／日，女性と高齢者は10g以下／日となっている。これはアルコール依存症患者にとってかなりきつい基準である。２倍にして「１日あたり上限40gまで」という目標が立てられれば上出来であろう。

　患者によっては，「40gでも厳しい」と言う人もいる。その場合，筆者は「最大でも60g未満としたらどうか」と提案をすることもある。これは，かなり甘いと怒られるかもしれないが，機会多量飲酒の基準が60g／回であるため，これを超えないようにするというのが一応の根拠

である。

純アルコール 60g は，ビールであれば 500mL × 3 杯，ウィスキーであればダブル × 3 杯，25 度焼酎であれば 100mL × 3 杯に当たる。この目標を提案すると，「まあ，3 杯までなら，できそうな気がする」と同意してくれる患者がほとんどである。

1 日あたりの上限飲酒量の目標を，2 段階に設定することもある。たとえば「普段，家で飲むときは 40g まで，飲み会など外で飲むときは 60g まで」などである。これは患者の現実の生活にかなり近い目標設定になる。

さらに「1 日あたりの上限飲酒量」設定型に，前述した「休肝日」設定型を組み合わせることもある。たとえば「休肝日を週に 2 日作って，飲酒日は週に 5 日。飲酒日のうち，家で飲む日は 40g までとし，飲み会のときは 60g まで」などである。2 つのやり方を併用することで，さらに現実に近い目標を作ることができる。

3）「1 週間あたりの上限総飲酒量」設定型

これは，1 日あたりの上限飲酒量ではなく，1 週間あたりの上限飲酒量を設定するやり方である。たとえば「1 週間あたり総量 240g まで」などと設定する。

総量 240g であれば，患者は 1 回 40g を週 6 日飲むことができる。もし週の前半に飲み過ぎてしまったら，後半に減らして帳尻を合わせることができる。逆に週末の楽しみを取っておくために，週の前半に貯金を作っておくことも可能である。

「1 週間あたりの上限総飲酒量」設定型に挑戦している患者の中で，「やってみるとゲームみたいで面白いですね」と感想を漏らした人がいた。筆者はこれを受けて「翌週の分からの『前借り』はなしですからね」と返した。患者はにやりと笑った。

減酒外来においては，このような遊び感覚が重要である。医療者から強制的にやらされるのではなく，自分で立てた減酒目標に向かって自分

なりに工夫していく形にしたほうが，患者のモチベーションは続くだろう。うまくいけば患者は達成感や自己効力感（Self-efficacy）を感じ，さらに高い目標に挑戦しようとするかもしれない。

４）「飲酒状況」設定型

これは，飲酒頻度や飲酒量ではなく，飲酒してよい状況をルールとして決めるというやり方である。

様々なルールがあり得る。たとえば「外では飲まず家でしか飲まない」「家では飲まず外でしか飲まない」「パートナーとだけ飲む」「18時までは飲まない」「飲むのは22時まで」などである。

もちろん医療者は，患者の主訴（ハーム）が減じるようなやり方を患者に提言すべきである。たとえばブラックアウトが問題となっている患者の場合は，「家でしか飲まない」「パートナーとだけ飲む」を採用すれば，被害は最小限で済むだろう。逆に内科的な問題が主訴である患者の場合は，「外でしか飲まない」を採用すれば，飲酒機会（および飲酒量）を減らすことが可能になるだろう。

話は少し逸れるが，「飲酒状況」設定型に取り組んでいる筆者の患者の中で，「年に7回だけ，パートナーとだけ飲酒することができ，飲酒量は1回あたり40gまで」というルールを作っている青年がいる。彼の場合は，ほぼ断酒に近い減酒である。

筆者が彼に，「飲酒できる7回はどういう日なのか」と尋ねてみたところ，「自分の誕生日，妻の誕生日，結婚記念日，夏の旅行の1日，クリスマス，予備日，予備日」とのことだった。

「予備日」のカードをいつ切るかは，彼が任意で決めることができる。そして飲酒できる日には，彼は妻と2人，超一流店で，高級なカクテルを40gだけ味わって飲む。「だらだら飲む酒よりも，年に7回だけ飲める40gのお酒のほうがよほど美味しい」と彼は言う。

減酒することを「罰」のようにとらえるのではなく，彼のように，飲酒する日を生活の中での「特別なとき」として位置づけ，能動的・主体

的に減酒に取り組んでいけるようになれれば，患者の減酒は長続きする
だろう。

減酒外来初日（9）
記録（減酒日記）の重要性―「レコーディング減酒」の勧め―

　減酒外来で重要なことは，記録をつけること（レコーディング）である[35, 36]。記録には様々な意味がある。

　まず，記録することを常に意識しているだけで，飲酒量が減ることが期待できる。たとえば患者は，「すでに40g飲んでしまったから，しばらくはチェイサーをはさんで，最後に残りの1杯を注文しよう」などと，自らの飲酒量を常に意識するようになる。そもそも泥酔してしまったら記録などできない。「記録しなければ」と意識することそのものの中に，飲酒量を減らす効果がある。

　記録をつけることによって，患者は，飲酒量と自分の体調との相関について，セルフ・モニタリングすることができるようにもなるだろう。たとえば患者は，「60gを超すと翌朝はだるい」「80gまでは大丈夫だが，100gを超すと記憶が怪しくなる」などと自己分析するようになる。

　記録により自分の努力が可視化されることも，患者の張り合いになるだろう。努力が記録として残ることで，患者は達成感のようなものを感じる。記録をつけること自体が楽しみになってくる人もいる。

　記録の形で，患者が自らの減酒の努力を医療者に報告できるようになることも大きい。医療者の立場からすると，記録を見ることで患者の減酒の達成度を客観的に評価し，その成果を患者とともに喜び合うことが可能になる。

　記録は，一般的にはノートや手帳などを使うことが勧められているが，筆者の場合は，スマートフォンで使える減酒アプリを，初診において患者にダウンロードしてもらい，以後，その減酒アプリを使って減酒外来を進めていくことが多い。たとえば，「うちな〜節酒カレンダー」（図3

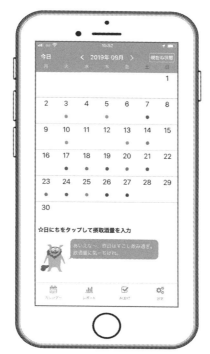

図3-6 減酒アプリ「うちな〜 節酒カレンダー」

-6)[37]や「減酒にっき」「AlcoDroid」といった減酒アプリは非常に使いやすい。飲んだお酒の種類と飲酒量を入れると，純アルコール量に自動計算してくれる。ダウンロードはいずれも無料でできる。

減酒外来初日（10）
減酒外来における薬物療法─渇望抑制薬─

1. 渇望抑制薬：ナルメフェン（商品名セリンクロ）

1）歴史

わが国においては，アルコール依存症に対する薬物療法は，ながらく「断酒の継続」を目的とした薬しか存在しなかった。すなわち抗酒薬しかなかった。抗酒薬は，肝臓におけるアルコールの分解を阻害すること

により，「酒が飲めなくなる薬」である。しかし抗酒薬は，一般の医師にとっては処方するのに二の足を踏む薬でもあった。

そのような状況の中，第5章で後述するアカンプロサート（商品名レグテクト）が，2013年に「断酒補助薬」として発売された。アルコール依存症の飲酒渇望そのものをターゲットとした，わが国初の渇望抑制薬の登場である。

そして2019年3月，日本で初めての「減酒薬」であるセリンクロが発売された。セリンクロは，アルコール依存症に対して「減酒の継続」を治療目的として認可されたわが国初の「減酒薬」である。セリンクロの登場は，日本におけるアルコール依存症医療において，画期的な出来事であると言ってよいだろう。

２）作用機序

セリンクロの作用機序を**図3-7（a～e）**に示した。

中枢神経の主要な抑制系神経であるGABA神経系は，神経伝達物質GABAを介して，「報酬系」であるドパミン神経系を抑制的にコントロールしている。

アルコールは神経伝達物質β-エンドルフィンの分泌を促すことで，GABA神経系におけるGABAの放出を抑える。その結果，GABA神経系による抑制が解除されたドパミン神経系において，ドパミンの放出が促進する（**図3-7a**）。すなわち人は飲酒することで「快」の情動を感じる。また飲酒後は，代償的に神経伝達物質ダイノルフィンの分泌が亢進するため，人は「不快」の情動を感じるようになる（**図3-7b**）。

アルコール依存症患者の場合，これらの刺激が繰り返された結果，「快」の情動のシグナル，「不快」の情動のシグナルともに増大した状態にある。すなわち患者は，「快」の情動を求めて大量飲酒するようになり（**図3-7c**），さらに飲酒後の「不快」を軽減させるために強迫的な飲酒を続けるようになる（**図3-7d**）。依存症が進行するにつれて，「快」の情動よりも「不快」の情動のほうが強度を増していく。

110　第3章　減酒外来の具体的な進め方

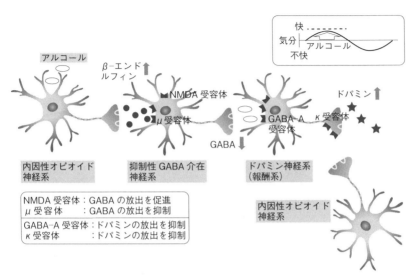

図3-7a　健常者 飲酒時

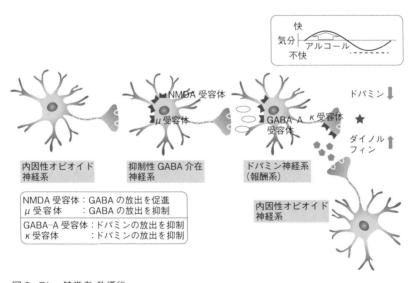

図3-7b　健常者 飲酒後

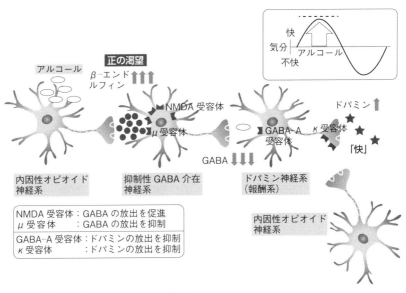

図3-7c　アルコール依存症患者 飲酒時

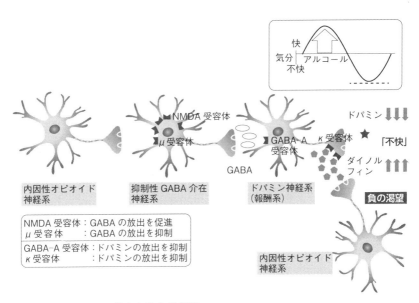

図3-7d　アルコール依存症患者 飲酒後

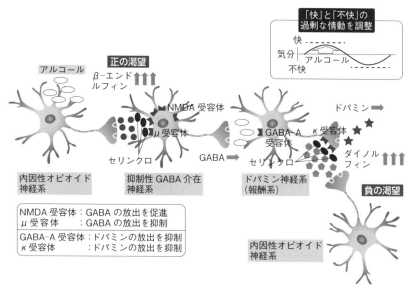

図3-7e　セリンクロの作用機序

　セリンクロは，オピオイドμ（ミュー）受容体に対して拮抗薬として作用することで，β-エンドルフィンの作用をブロックし，「報酬系」において暴走する「快」の情動を抑制する。単純に言うと，セリンクロは「快楽を求めてどんどん飲みたくなること（正の渇望）」を抑える薬として作用する。またセリンクロは，オピオイドκ（カッパ）受容体に対して部分作動薬として働くことで，増大している「不快」の情動を抑制する。すなわちセリンクロは，「イライラを和らげるためにさらに飲みたくなること（負の渇望）」を抑える薬としての作用も持つ（**図3-7e**）。

　3）臨床成績

　日本において行われた臨床試験において，セリンクロは，投与開始12週間（3ヵ月）後の時点において，多量飲酒（男性60g超，女性40g超）した1ヵ月あたりの日数をプラセボ投与群に比べて有意に減らした。また，1日あたりの飲酒総量を有意に減少させた。これらの効果は24週間（6ヵ月）後まで持続した。

副作用としては，悪心（31.0％），浮動性めまい（16.0％），傾眠（12.7％），頭痛（9.0％），嘔吐（8.8％），不眠（6.9％），倦怠感（6.7％）などを認めたが，長期投与において発現率や重症度が高くなることは認められなかった。

　4）使用するにあたって

セリンクロを使用する際には，以下のような注意事項が挙げられている。

（1）アルコール依存症の治療目標は，原則的には断酒の継続であるが，患者の意志などを総合的に勘案し，飲酒量低減が適切であると判断された患者に対して使用すること。

（2）心理社会的治療と併用すること。

（3）国際的診断基準にてアルコール依存症の診断基準を満たす患者に投与すること。

（4）1日平均男性60g超，女性40g超の多量飲酒者に使用すること。

（5）離脱症状が重篤な場合は，離脱症状に対する治療が終了してから使用すること。

（6）飲酒量低減の意志のある患者に対してのみ使用すること。

　上記のうち（2）については，本書でここまで述べてきた「ミニ講義」や「減酒日記」などが該当するであろう。セリンクロを処方できる医師については，発売時においては，「適切な研修を受講していること」などのいくつかの縛りが設けられた。

　▶処方例①：セリンクロ（10mg），1～2錠／飲酒の1～2時間前，頓服（1日1回まで）

　5）その他

　筆者の自験例によると，セリンクロは服薬初期から，作用および副作用がはっきりと発現しやすい薬である。そのため，初回服薬時において「乗り物酔いみたいになった」「気持ち悪くなった」「吐き気がした」などの副作用を訴え，1回のみで服薬をやめてしまう患者もいた。その一方で，「だらだらと長時間飲むことが少なくなった」「飲み足りなくて酒

を買い足しに行くことがなくなった」「明らかに酒量が減った」「ブラックアウトすることがなくなった」などと高い評価をする人も多かった。服薬を続けるうちに副作用の程度が軽減していく傾向もあるようである。

　セリンクロを使用する際には，医療者はこういった情報をあらかじめ患者に伝えるべきだろう。副作用の予防のために，初回投与時には0.5錠から開始したり（動物実験において皮膚感作性が指摘されているため錠剤の分割や粉砕は推奨されていない），ドンペリドン（商品名ナウゼリン）やジメンヒドリナート（商品名ドラマミン）などの制吐薬・鎮暈薬を一緒に処方するといった工夫も考えられるだろう。

2. 渇望抑制薬：アカンプロサート（商品名レグテクト）

　日本においてレグテクトは「断酒補助薬」として発売されており，基本的に断酒外来において使用する薬である。しかし作用機序から考えると，レグテクトは減酒外来においても使える可能性が十分にあるだろう（後述の図3-8）。

　レグテクトの減酒に対する有効性を示す研究もある。具体的には，「断酒を目的としてレグテクトを使用し始めた患者」が再飲酒してしまったときの，飲酒量や飲酒頻度について調べた研究報告[38]である。その研究によると，レグテクト使用群は，プラセボ群に比べて「1週間あたりの再飲酒してしまった日数」および「再飲酒してしまった日の1日あたりの飲酒量」を有意に減らした。

　実際に，セリンクロ登場以前には，日本の黎明期の減酒外来において，レグテクトが使われることが多かった。筆者の経験においても，「効果はよくわからない」という患者がいる一方で，「次の2杯目にいかなくても済むようになった」「飲酒日が減った」という患者も多かった。

　これらより，副作用の少ないレグテクトを使って，穏やかに減酒外来を続けていくという選択肢は考えられるだろう。さらには，レグテクトをベース薬として使用し，どうしても多量飲酒しなければならないとき

表3-2 減酒あるいは断酒に対して有効であると報告されている薬物療法（一部）

分類	薬物名（商品名）	作用部位	作用機序	減酒あるいは断酒に対しての効果	その他
抗酒薬	シアナミド（シアナマイド）	肝臓	アセトアルデヒド脱水素酵素（ALDH2）の活性の阻害	アルコールの中間代謝産物であるアセトアルデヒドの代謝を阻害する。そのため服薬中に飲酒するとアセトアルデヒドが蓄積し，不快なフラッシング反応が出現する。液体状のシアナマイドは効果発現が早く（5〜10分），効果消失も早い（約24時間）。粉状のノックビンは効果発現が遅いが，服薬中止後も長期間（数日〜2週間）効果が持続する。	酒に弱くなるため，減酒しているように見えることもあるが，減酒目的で使用することは危険。断酒目的でのみ使用する。肝機能障害，薬疹，汎血球減少症などの副作用が出現することがあり，使用する際には定期的な血液検査が必要。
	ジスルフィラム（ノックビン）				
渇望抑制薬	アカンプロサート（レグテクト）	脳	NMDA受容体の調整	グルタミン酸作動性神経系を調整し，中枢神経の興奮（負の強化）を抑える。また，GABA神経系のGABA-A受容体を調整する作用を持つことも推定されている。これらより脳内の化学的不均衡を安定化させ，飲酒渇望の出現を抑制する。	日本初の渇望抑制薬として2013年5月に発売。「断酒補助薬」として使用する。減酒効果を認めたとする報告[38]もあるが，現時点では，減酒目的では保険適応されていない。
	ナルメフェン（セリンクロ）		オピオイド受容体の調整	オピオイドμ受容体に対して拮抗薬として作用し，飲酒による報酬効果（正の強化）を抑制する。オピオイドκ受容体に対しては部分作動薬として作用し，飲酒後の不快の効果（負の強化）を抑制する。セリンクロはナルトレキソンを改良した薬物であり，ナルトレキソンよりも半減期が長く，消化器系の副作用が少ない。	日本初の減酒薬として2019年3月に発売。飲酒量低減を目的に，飲酒の1〜2時間前に頓服の形で使用する。
	ナルトレキソン（日本では未発売）				ギャンブル依存症，クレプトマニアなどをはじめとした行動嗜癖に対して有効であったとする報告あり[39]。
	トピラマート（トピナ）		GABA-A受容体の増強	詳しい機序は不明。飲酒に対する衝動性を抑制すると推定されている。飲酒量，大量飲酒日が少なくなったとの報告あり[40, 41]。	抗てんかん薬。アルコール依存症への保険適応はない。過食症に有効との報告も[42]。
	バクロフェン（リオレサール／ギャバロン）		GABA-B受容体の阻害	詳しい機序は不明。フランスを中心に研究が進められ，減酒あるいは断酒の維持に有効であったとする報告あり[43]。	筋弛緩薬。アルコール依存症への保険適応はない。

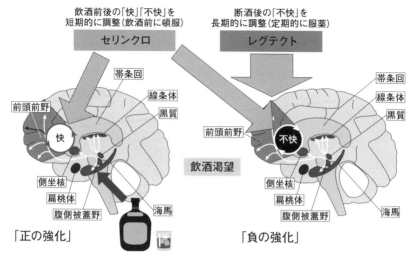

図3-8　セリンクロとレグテクトの効用

（たとえば飲み会の前など）に，セリンクロを頓服薬で使うという組み合わせもあり得るかもしれない。ただし現時点において，この2剤の併用が保険適応となるかどうかはわからない。

3. その他の薬物療法

「断酒の継続」「減酒の継続」に効果があるとされる薬物療法について，表3-2にまとめた。これらの中で，今後，中心となっていくのは，やはりセリンクロとレグテクトであろう。この2剤の効用の違いについて，図3-8にまとめた。セリンクロは，飲酒前後の「快」「不快」の情動を短期的に調整する薬であり，飲酒前頓服の形で使用する。一方，レグテクトは，断酒後の「不快」の情動を長期的に調整していく薬であり，毎食後の定期的服薬の形で使用する。

薬物療法については，2つのことを付言しておく。

1つめは，減酒外来において，薬物療法は必須ではないということである。セリンクロやレグテクトなどの渇望抑制薬を一切使用せず，減酒

日記や定期的通院の継続だけで，長期間の減酒継続ができているように見える患者は多い。減酒外来の主役はあくまでも心理社会的治療であり，渇望抑制薬は補助的役割を果たすに過ぎない。

　２つめは，渇望抑制薬は「夢の薬」ではないということである。渇望抑制薬が普及しているヨーロッパにおいて，「アルコール依存症が絶滅した」という話は聞かない。筆者の臨床経験においても，渇望抑制薬は効く人には効くが，効かない人にはほとんど効かない。どのようなタイプのアルコール依存症患者に対して渇望抑制薬が効果を発揮するのか，臨床研究は始まったばかりである。

減酒外来初日（11）
通院頻度を定める

　減酒目標を定め，記録のつけ方を教え，渇望抑制薬などの薬物療法を使うか使わないかなどを決定したら，初診の最後に，通院の頻度を定めることになる。

　後述する断酒外来においては，離脱症状への対応などに追われることが多く，治療初期には毎週１回程度の外来診察が必要になる。それに比べて減酒外来の場合は，飲酒習慣がどのように改善していくかを観察していく外来であるため，そこまでの通院頻度は必要がない。むしろ減酒外来は，細く長く緩やかに続けていくことがコツである。筆者の場合，おおむね１ヵ月に１回程度の通院頻度に設定することが多い。減酒継続が軌道に乗ってきたら，少しずつ通院する間隔を空けていく。

　本章の最初に，多量飲酒者に対する飲酒量の低減方法については，「ブリーフ・インターベンション（Brief Intervention）」と呼ばれる介入方法が確立されてきていると述べた。これらは読んで字のごとく短期的介入であり，介入の全回数は，計２回あるいは計３回程度である。

　一方，対象がアルコール依存症の場合は，ブリーフ・インターベンションでは済まない場合がほとんどである。「ブレーキが壊れている車」を

運転している以上，一瞬でも油断すれば，患者はいつ暴走運転を始めて
しまうかわからない。医療者には，患者の減酒継続に気長に付き合って
いくようなスタンスが必要である。あえて英訳すると，「ロングターム・
インターベンション（Long-term intervention）」である。

減酒外来2回目以降（1）減酒外来の実際の例

　減酒外来における面談例を示す。

　患者は，大量飲酒時の頻回のブラックアウトを主訴に受診した会社員
の男性である。初診日に行った AUDIT は 27 点であり，本来は断酒が
必要なレベルであるが，「もし可能であればできるところまで減酒でい
きたい」という本人の意向により，毎月1回の減酒外来を開始した。現
在，通院開始後6ヵ月が経過している。減酒目標は何回かの修正を経た
後，現在は「週に3回までの飲酒」「1回あたりの飲酒量は40gまで」「多
量飲酒しなければならないときも最大で60gまで」となっている。渇
望抑制薬は使用していない。減酒外来の継続を通して，「自分がアルコー
ル依存症である」という「病識」は育ってきており，今後の状態の推移
によっては，断酒外来に移行することも了承されている。

　医療者：こんにちわ，○○さん。いかがですか？　減酒は続けられ
ていますか？
　患者：いやー。今回はちょっとダメだったかもしれないです。
　医療者：記録はつけていますか？
　患者：はい。9月はこんな感じです（スマートフォンを取り出して，
減酒アプリを開き，医療者に見せる）。
　医療者：では，拝見しましょう。ふーむ。飲酒の頻度は，9月の
第1週は週3日，第2週も週3日ですね。飲酒量は……（患者と一
緒にスマートフォンの減酒アプリを操作して，確認していく）。これ

を見ると，9月の第1週は，40g，38g，62g，9月の第2週は，40g，36g，58gですね。60gを超えてしまった日が1日ありますが，なかなか健闘されているじゃないですか。

患者：でも後半がねー（減酒アプリを指し示す）。

医療者：（患者と一緒にアプリを見ながら）確かに，9月の第3週は，飲酒頻度は週に5日，第4週も週5日ですね。9月の後半は，飲酒頻度が多くなっているようですねー。飲酒量は……？　ふーむ，9月の第3週は，64g，32g，48g，58g，106g，9月の第4週は，64g，88g，24g，122g，98g，112g，ですか。飲酒量についても，9月の後半は，確かに「100g超え」の日がちょっと多くなっていますね。

患者：8月は何とか乗り切ったんですけどね。9月の後半に，クラス会があったり，家族旅行に行ったりして，飲む機会が続いてしまってねー。そこで崩れましたねー。やっぱり僕は，一度飲み出すと止まらなくなってしまう傾向があるんだなあ。

医療者：記憶があいまいになった日とかはありましたか？

患者：1回あったかな。この日，122g飲んだ日は，ちょっと飲み過ぎて，いくぶん怪しかったかなー。嫁にも，翌日に怒られましたからね。自分の場合，120gのあたりから，酔い方がちょっと怪しくなるみたいですねー。次の日の体調も悪いしね。だから10月に入ってからは，また頑張ってます。まだ1週間ですけどね。

医療者：全体的にはどうですか？　○○さんが奥様と一緒に初診されたのは今年の4月ですから，もう6ヵ月になりますが，初診の前と比べてどうですか。

患者：そりゃあ，圧倒的に酒の量が減りましたよ。以前はほぼ毎日100g以上の量を，軽く飲んでましたからね。そもそも純アルコール量何gとか，全然知らなかったし，まったく気にしてなかったから。やっぱり記録することは大きいですね。意識しますからね。それから月に1回，定期的に先生の顔を見に来ることは大きいと思いますよ。

先生に怒られると思うと，気が引き締まりますからね。

　医療者：いやいや，別に怒りませんよ（笑）。ただアルコール依存症は，いつ飲酒が止まらなくなるかわからない「飲酒コントロール障害」ですし，○○さんの場合は，初診のときの AUDIT が 27 点もあって，本来は断酒が必要なレベルですから，多少とも口うるさくなってしまうかもしれませんけどね。

　患者：いえいえ。どんどん怖いことを言ってくださいよ，先生。自分 1 人でやっていると，どうしても油断しちゃいますからね。毎月の月初めに，「先生に会いに来なくちゃ」と思っているだけで，自分にとってのブレーキになってますよ。自分の甘い性格は，自分でよく知っていますからね。

　医療者：お酒を減らしてみて，日常生活で何か変わったことはありますか？

　患者：それもいろいろありますね。まずお酒に弱くなったかな。惰性で毎日，大量飲酒していた頃は，いくら飲んでもあまり酔わなかったけれど，今は，3 杯くらい飲むと，まあこれで十分かなという感じになりますからね。あとは，お酒を飲まないと身体も軽いし，頭の回転も速くなって，仕事がはかどりますね。大量に飲んでいた頃，いかに時間を無駄遣いしていたのか実感してますよ。もっと早く気がつけばよかったなー。

　医療者：なるほど。

　患者：それから嫁との関係がすごくよくなりましたね。最近，嫁と一緒にテニスを始めたんです。いろいろ話すようになったしね。嫁が先生に，よろしくお伝えくださいと言ってました。

　医療者：いえいえ，こちらこそよろしくお伝えください。それでは次回の外来は，また 1 ヵ月後，11 月の初め頃にしましょうか。減酒目標は，引き続き「週に 3 回までの飲酒」「1 回あたりの飲酒量は40g まで」「最大でも 1 回あたり 60g まで」の 3 点の継続でよろしい

ですね。たとえ目標どおりにいかなくても，記録をつけることは続け
てくださいね。

　患者：はい。

　医療者：次回は，そろそろ血液検査もしましょうか。年末の忘年会
シーズンに向けて，もう一度チェックしておきましょう。

　患者：いい結果が出るように，頑張りますよ。期待しててください
ね（笑）。

　この外来セッションにおいて，医療者は，患者がつけてきた減酒記録
に基づき，1ヵ月間の飲酒状況を患者とともに振り返っている。9月の
前半は減酒目標が達成できていることを評価すると同時に，9月の後半
に多量飲酒が続いてしまったことを，患者を批判することなく振り返り，
さりげなく注意を喚起している。また会話の流れの中で，「アルコール
依存症は飲酒コントロール障害である」という疾患の説明と，「患者が
本来は断酒が必要なレベルである」という説明を再度行い，患者に対し
て「病識」を定着させるような配慮もしている。

　患者のほうも，記録をつけ続ける中で，「1度飲み出すと止まらなく
なる」「120g以上飲むと記憶があいまいになり，翌日の体調も悪くなる」
などといったセルフ・モニタリングができるようになっている。さらに
患者は，今までの飲酒一辺倒の生活から，「仕事」「健康」「妻と良好な関
係」など，飲酒に代わる新しい価値感を見出し始めている。

　診察における医療者の態度が，患者が失敗しても決して患者を責める
ことはなく，減酒という共通目標に向けてのアドバイザーとして，一貫
して中立的，共感的であることにも注目してほしい。

減酒外来2回目以降（2）
減酒外来を始めた患者が辿る長期的な経過

日本における減酒外来はようやく始まったばかりである。減酒外来を

始めた患者がどのような経過を辿っていくのか，明らかなデータはない。減酒成功率などもわからない。

そもそも減酒外来は，成功しているのかどうか評価することが難しい。「ハーム・リダクション」としての減酒外来を行う場合，何をもって「ハーム（害）」が低減したと言えるのかは，相対的な評価にならざるを得ない。また，アルコール依存症という疾患の性質上，どの時点をもって治療のゴールとすべきかも決められない。長期間の減酒が継続できているように見えても，患者はいつ何時，大量連続飲酒に陥ってしまうかわからないからである。

以下，症例を提示する。いずれも初診後1年以上，外来通院を継続しているケースである。減酒外来がどのように進んでいくのか，イメージを持っていただければ幸いである。

なお，以下の例では，減酒外来を開始して1年以上経過した時点でAUDITを再検しているが，AUDITはアルコール使用障害の回復の程度を評価する指標ではないこともつけ加えておく。

【症例1】減酒が継続できているように見えるケース①

初診時55歳男性。会社員。本人，妻，長女，次女の4人家族。

毎日100g以上の多量飲酒，頻回の遅刻や突発休，職場での酒臭，仕事上のミスなどを主訴に，産業医に指示されて初診となった。不眠，手指振戦，寝汗などの離脱症状も認めた。職場での問題の他，家庭内ではほとんど会話がなく，孤立している状態であった。

初診時のAUDITは26点。ICD-10においてアルコール依存症の診断基準を満たしていた。肝機能障害は認めなかった。

断酒の決断がつかなかったため，「1日飲酒量は50gまで，飲酒頻度は週に5日まで」との暫定目標にて，減酒外来を開始した。渇望抑制薬は使用しなかった。

患者は毎日，減酒日記をつけるようになり，月に1回の外来も定期

的に受診した。休肝日をどうしても作ることができなかったため，治療途中で「1日飲酒量は50gまで」と目標を下方修正した。以後，決められた酒量をほぼ守れるようになり，安定した勤務を続けられるようになった。家庭内の立場も改善し，「娘たちが話しかけてくれるようになった」と嬉しそうに報告した。定期的に行われていた産業医面談は終了となったが，患者は，減酒外来の継続を希望し，現在に至っている。初診1年10ヵ月後のAUDITは12点。

〈このケースについてのコメント〉

減酒の継続とともに，職場での問題という初診時の主要な「ハーム」が改善していったケースである。もう一つの「ハーム」であった家族関係の問題も改善傾向にある。休肝日を作ることはできなかったが，減酒外来を開始してから1日飲酒量は初診時の半分以下になった。

この例のように，AUDITが20点以上ある患者でも，減酒継続ができているように見える人は意外にいる。

【症例2】減酒が継続できているように見えるケース②

初診時46歳男性。会社員。本人，妻，長男，長女の4人家族。

毎日80g以上の多量飲酒，週末の連続飲酒，不眠，ブラックアウトなどを主訴に，自主的に初診した。

初診時のAUDITは25点。ICD–10においてアルコール依存症の診断基準を満たしていた。

断酒の決断はつかず，減酒を目的に通院治療を開始。3ヵ月間，減酒を継続できていたが，「自力でも減酒ができる」と思い，治療中断した。患者は次第に元の連続飲酒の状態に戻ってしまった。6ヵ月の治療中断期間を経て，初診9ヵ月後に再受診し，「自分1人でやっていると，自分に甘くなってしまうことがわかった」と話した。減酒外来を再開することになり，「1日飲酒量は40gまで，飲酒頻度は週に3日まで」と減酒目標を再設定した。渇望抑制薬の使用も開始した。

以後 1 ヵ月に 1 回の外来通院を継続。初診 2 年後に行った AUDIT は 14 点。上記の減酒目標をおおむね守れており，渇望抑制薬についても「効いていると思う」と評価している。

〈このケースについてのコメント〉

アルコール依存症患者でも，自分の意志の力だけで減酒を継続できているように見える時期がある。しかし患者は，いずれ強烈な飲酒渇望に囚われていき，元の連続飲酒の状態に戻ってしまう。「自力で減酒ができる」という自信の強い患者のほうが失敗する。失敗を繰り返した結果，「自力では減酒ができないから，減酒外来に通院する」という「病識」に辿り着いた患者のほうが，減酒は長続きする。

【症例3】 減酒が継続できているように見えるケース③

初診時 34 歳男性。会社員。独身一人暮らし。

毎日の飲酒はしないが，ひとたび飲酒すると，前後不覚になるまで泥酔してしまうことが多く，ブラックアウト，暴力，暴言などがしばしば出現していた。転倒して骨折することも数回認めた。34 歳のとき，暴力事件を起こし警察に拘留された。会社は解雇となった。釈放された後，自主的に初診した。

初診時の AUDIT は 19 点。アルコール乱用のレベルであり，ICD-10 においては，アルコールの有害な使用と診断した。

医療者は断酒の開始を勧めたが，患者の同意は得られず，減酒外来にて治療をスタートさせた。減酒目標は，「通常は 40g まで，最大でも 60g 未満」と暫定的に設定した。以後，定期的な外来通院を開始。一時的に通院を中断した時期もあったが，酩酊して友人と口論となり，そのことを覚えていないというエピソードが出現し，治療を再開した。その後，「上限飲酒量 60g」をほぼ守れており，ブラックアウトすることも認められなくなった。違う会社に再就職し，結婚することも決まった。治療開始 2 年後の AUDIT は 14 点。

〈このケースについてのコメント〉

　毎日の飲酒習慣がなく，明らかな離脱症状を認めず，アルコール乱用に近いアルコール使用障害のケースである。こういったアルコール乱用のケースの場合は，上限飲酒量を設定し，定期的な減酒外来への通院を遵守させることができれば，比較的，減酒継続に成功するという印象がある。前述のケースと同じように，「自分はひとたび飲み出すと止まらなくなる」という「病識」を患者が保ち続けられるかどうかがポイントになる。

【症例４】　減酒が継続できているように見えるケース④

　初診時58歳男性。会社員。本人，妻，長男，長女の４人家族。

　毎日120g以上の多量飲酒，泥酔，妻との不和，家族への暴言などを主訴に初診となった。25歳の長男がひきこもりに近い状態であったが，患者は怒鳴りつけるだけであり，父親としての適切な役割を果たすことができなかった。

　初診時のAUDITは30点。ICD-10においてアルコール依存症の診断基準を満たしていた。血液検査では肝機能障害も認めた。

　患者は断酒の決断はつかなかったが，減酒には同意した。そのため「１日飲酒量は60g未満，飲酒頻度は週に５日まで」との暫定目標を設定し，減酒外来を開始した。渇望抑制薬は使用しなかった。

　減酒目標をほぼ守れるようになり，泥酔や暴言は消失した。次第に長男に対して冷静な対応ができるようになり，妻とともに専門医療機関での家族療法にも参加するようになった。妻との関係は少しずつ改善し，その後，長男はアルバイトに就くことができた。初診１年５ヵ月後に行ったAUDITは16点。しかし定期的に行っている血液検査において，肝機能障害は増悪傾向にある。

〈このケースについてのコメント〉

減酒外来を継続する中で，泥酔や暴言などの症状は消失し，患者は次

第に家庭内での役割を取り戻した。夫や父親としての役割の喪失という初診時の主訴に対しては，減酒外来は「ハーム・リダクション」として機能したと言える。しかし1年5ヵ月後，肝機能障害は増悪傾向を示しており，新たな「ハーム」が前景に立ってきている。ここからは「断酒外来へのつなぎ」としての減酒外来が必要になってくるが，患者はいまだ断酒には同意していない。

　このケースは，減酒外来が有効に機能しているかどうか，評価が微妙である。減酒外来においては，このような成功と失敗の間の「中間群」が数多く存在する。

　【症例5】　減酒は継続できていないが，減酒外来にはつながっているケース

　初診時40歳女性。会社員。本人，夫，長女の3人家族。

　毎日120g以上の多量飲酒，ブラックアウト，遅刻や欠勤，夫との不和，肝機能障害などを主訴に，自主的に初診した。

　初診時のAUDITは39点。ICD−10においてアルコール依存症の診断基準を満たしていた。

　医療者は，断酒の開始を強く勧めたが，断酒の決断はつかず，減酒外来の形で治療を開始した。しかし，その後も多量飲酒することが続いた。渇望抑制剤の効果は不十分であった。

　初診1年10ヵ月後の時点でのAUDITは33点であり，飲酒量は1日80g程度に減ってはいるものの，上記の諸症状の改善は認めなかった。減酒しているとは言い難い状態であるが，患者は，「ここに通っていないと，糸が切れた凧のように私はもっと飲んでしまうと思う」と話し，2週間に1回の通院を継続している。

〈このケースについてのコメント〉

「ハーム・リダクション」としての減酒外来が機能しておらず，「断酒外来へのつなぎ」としての減酒外来が必要となっているケースである。

患者は「断酒しなければならない」という気持ちを持っているものの，断酒の決断を下すまでには至っていない。

　こういうケースの場合，医療者はついつい患者に対して，早急に結論を出すように求めてしまいがちである。しかし第5章で後述するように，人が変化するためには時間が必要である。医療者は，患者に寄り添いながら，「変化のとき」を待つべきである。むろん緊急の介入が必要となる場合もあるが，減酒外来を行う医療者にとって焦りは禁物である。

【症例6】　減酒外来を開始した後，断酒外来に移行したケース
　初診時46歳の女性。専業主婦。本人，夫，長男，次男の4人家族。
　朝酒，隠れ飲み，手指振戦，寝汗，連続飲酒などの症状を認め，夫に連れられて初診した。
　初診時のAUDITは27点。ICD-10においてアルコール依存症の診断基準を満たしていた。
　初診時，医療者はアルコール依存症について説明し，断酒の開始を強く勧めたが，患者は頑なに拒否した。しかし減酒には同意したため，「1日飲酒量50g未満，飲酒日は週に4日未満」との暫定目標にて，減酒外来を開始した。渇望抑制薬も使用した。6ヵ月ほど減酒を継続できているように見えたが，その後，治療を中断した。
　2年間の治療中断期間を経て，初診から2年6ヵ月後に，夫とともに再初診した。著しい連続飲酒状態に陥っており，食事もほとんど摂れない状態であった。患者は「自分なりに頑張ってみたけれど，自分には減酒できないことがようやくわかった」「先生の言う通りだった」「断酒をしなければならないと思う」と泣きながら話した。医療者は入院治療を勧めたが，「子どもの受験のため入院はできない」と拒絶が強かった。そのため夫の同意を得て，断酒外来を開始した。初診3年6ヵ月後（断酒開始からは1年後）の時点で，断酒を継続できている。

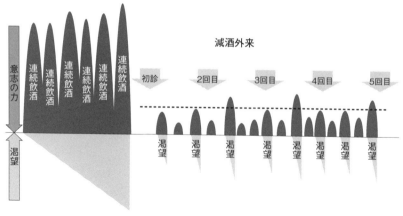

図3-9　減酒外来のイメージ①

〈このケースについてのコメント〉

　減酒外来としてスタートしたが，2年間の治療中断を経て，断酒外来が開始されたケースである。「自分は飲酒コントロール障害である」という事実を受け入れるために，患者には2年の歳月が必要であったともいえる。

　このケースの場合，減酒外来を行っていた時期に，アルコール依存症についての説明を十分に行っていたことが，後の断酒外来の開始への伏線となっている。また，減酒外来の継続の中で，患者が失敗しても外来受診できるような信頼関係が構築されていたことも，迅速な再受診につながった。6ヵ月間の減酒外来の継続は，「断酒外来へのつなぎ」として機能した。

減酒外来2回目以降（3）
減酒外来のイメージ—「スペースシャトル」の喩え—

　まとめると減酒外来とは，客観的な減酒目標の設定，飲酒量や飲酒頻度の記録，ペースメーカーとしての定期的な通院などの方法を使って，飲酒渇望が手に負えなくなる前に未然に封じ込めるような認知行動療法

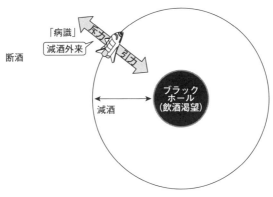

図3-10　減酒外来のイメージ②

的な治療法である。あえてイメージすると，図3-9のようになるだろう（この図を，第1章の図1-7と見比べてほしい）。

うまくすれば，患者は減酒を継続できるかもしれない。しかし湧き上がってくる飲酒渇望が強烈であり，しばしば連続飲酒状態に陥ってしまうようであれば，残念ながら患者は減酒外来を諦め，断酒外来という次の段階へと進まなければならない。

減酒外来のイメージ図はもう一つある。

減酒を2年ほど続けている筆者の患者で，自分の減酒の継続をスペースシャトルの飛行に喩えた人がいた。減酒外来の本質をうまく表現しているイメージであると思われるため，本章の最後に紹介しておく（図3-10）。

すなわち患者は，飲酒渇望というブラックホールの周りを飛行しているスペースシャトルである。ブラックホールは強力な引力を発しており，そこに近づいた物体は次第に飲酒渇望に吸い寄せられ，最後には飲酒渇望に飲み込まれてしまう（連続飲酒状態に陥ってしまう）。

ブラックホールからの引力が及ばないほど遠くに離れること（断酒継

続）ができれば，スペースシャトルは安全に飛行することができる。しかしスペースシャトルは，可能であればブラックホールに近づき過ぎず離れ過ぎずに飛行すること（減酒継続）を望んでいる。

この場合，スペースシャトルが安全な周回軌道を描くためには，2つのことが重要である。

1つめは，ブラックホールとの距離を保つことである。距離が近過ぎれば，スペースシャトルはたちまちブラックホールの引力に囚われてしまうだろう。この場合，適度な距離とは，すなわち安全に減酒を継続できる飲酒量や飲酒頻度のことである。もし運がよければ，スペースシャトルはブラックホールとの適度な距離を見つけ出し，ブラックホールに吸い込まれることなく飛行することができるかもしれない。

2つめは，ブラックホールの周辺を飛行している限り，スペースシャトルには常にブラックホールからの引力が働いていることを忘れないでいることである。周回軌道を順調に飛行しているように見えて，いつのまにかブラックホールとの距離が縮まっていき，最終的にブラックホールの中に吸い込まれてしまうのはよくあることである。

引力に対抗するためには斥力が必要だ。そしてこの斥力となり得るものが，本章で述べている減酒外来に他ならない。

前項で示した多くのケースのように，「自分はいつ連続飲酒に陥ってしまうかわからない」ということを認めている患者ほど，減酒外来を継続する必要性を理解している。数多くを重ねた失敗の結果，「自分だけでやっていると忘れてしまうので……」「毎月1回，先生の顔を見に来ないと……」といった「病識」を獲得した患者ほど，減酒に成功する確率が高くなる。

減酒外来において，医療者の精神療法や，渇望抑制薬などの薬物療法はもちろん有効である。しかし，「医療者と何を話すか」「どんな薬を飲むか」といったこと以上に，「減酒外来に通い続ける」という行動自体が，「病識」を維持するための手段として大きな治療的意味を持っている。

第**4**章

減酒外来と断酒外来を使い分ける

減酒外来と断酒外来は別々の治療法ではない。

2つの治療法を組み合わせて使用することで，

医療者にできることは大きく広がる。

治療オプションの使い分けの有効性を解説する。

減酒外来と断酒外来を組み合わせる

　この章は短い章である。

　あえて１つの章として独立させたのには理由がある。それは，医療者がアルコール依存症患者を外来で診ていく上で，減酒外来と断酒外来という２つの方法を意識的に使い分けることが極めて重要であるからである。

　減酒外来と断酒外来とは，独立した別々の治療法ではない。２つを組み合わせて使用することで，医療者にできることは格段に幅広くなる。第３章においては，減酒外来の具体的な進め方について述べてきた。本章に続く第５章と第６章では，断酒外来の方法について述べていく。この第４章は，減酒外来と断酒外来を組み合わせて使うためのつなぎの章である。

アルゴリズムによる減酒外来と断酒外来の使い分け

　現代の医療はアルゴリズムの時代である。アルゴリズムとは，ある評価基準を満たしていれば治療方針Ａに進み，満たしていなければ治療方針Ｂに進むというように，誰がやっても均質な医療が提供できるようなやり方である。

　アルゴリズムの考え方を，アルコール使用障害に対して当てはめるとすると，たとえば図４−１のようになるだろう。評価基準は，AUDIT（図３−４）とICD−10（表１−２）の２つである。

　多量飲酒者を見たとき，医療者はまずAUDITによるスクリーニングテストを行う。AUDITが８〜14点のときは，「アルコール依存症の可能性は低い」と評価する。この場合は短期的介入を行う。AUDITが15点以上のときは，「アルコール依存症の疑いあり」と評価し，ICD−10

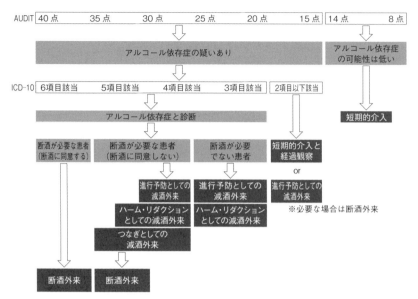

図4-1 アルゴリズムによる減酒外来と断酒外来の使い分け

によるさらに詳しい診断に進む。

　ICD-10において6項目中3項目が当てはまれば,「アルコール依存症である」と診断する。2項目以下しか該当せず,「アルコール依存症に当たらない」と診断されるケースは,たとえば「アルコール乱用」や「アルコールの有害な使用」などの人々である。このような患者に対しては,短期的介入(および経過観察)あるいは減酒外来を行うことが多いが,飲酒問題が重篤な場合は,断酒外来を勧めるべきである。

　ICD-10において「アルコール依存症である」と診断された場合は,対応は3つに分かれる。

　1つ目は,飲酒問題の程度が軽症で,「必ずしも断酒が必要ではない」と考えられる患者の場合である。アルコール依存症に対するもっとも望ましい治療法が断酒であることは疑いようがないが,こういったケースの場合,「減酒も治療ゴールの一つである」というスタンスの医療者が,

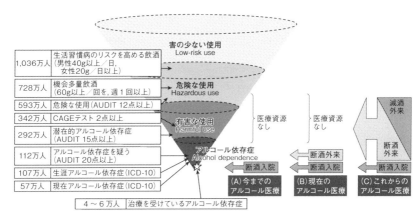

図4-2　アルコール依存症「アリ地獄モデル」と，アルコール医療の歴史

日本において増加している[44]。

2つ目は，断酒が必要であり，患者本人も断酒を希望する場合である。この場合，断酒外来にて治療を開始するのは当然のことである。

3つ目は，断酒が必要であるにもかかわらず，患者が断酒に同意しない場合である。こういった場合，患者を切り捨てるのではなく，「中間目標としての減酒」を検討する。第3章で述べた「進行予防としての減酒外来」「ハーム・リダクションとしての減酒外来」「つなぎとしての減酒外来」を意識的に行い，将来的に断酒外来を開始することを目指す。

日本におけるアルコール医療の歴史

ここまで述べてきたことを，日本におけるアルコール医療の歴史を振り返りながら，別の角度から見てみよう（図4-2）。

日本において本格的なアルコール医療が始まったのは，1963年のことである。この年，河野裕明，堀内秀（作家なだいなだ）などの独創的な発想に基づき，久里浜病院方式アルコール依存症教育入院が，久里浜病院（現・国立病院機構久里浜医療センター）において始まった。その

特徴は，3ヵ月に限定された入院期間，開放病棟での疾病教育，金銭の自己管理，自助グループとの連携などである。患者を閉鎖病棟に無期限に閉じ込めておくことが主流であったそれまでのアルコール依存症医療に対して，久里浜方式の登場は，当時としては画期的なことであった。現代においても，多くのアルコール依存症専門病院において久里浜方式が採用されている。

　入院治療が，有効な治療法であることは疑いようがない。しかし一般の人々にとって，たとえ3ヵ月と言えども，精神科病院への入院はあまりにも心理的敷居が高すぎる。「入院してもいいアルコール依存症患者」に対する治療選択肢は確かに広がったが，「入院したくないアルコール依存症患者」に対しての医療資源は，日本には存在しなかった（**図4-2A［今までのアルコール医療］**）。

　このような問題に答える形で，1981年頃より，小杉好弘らの努力により，アルコールデイケアを基本とした外来治療（断酒外来）が行われるようになった。入院する代わりに毎日デイケアに通い，アルコール依存症に対する疾病教育を行う治療法である。

　デイケアの効果も疑いようがない。現代においては，多くの患者が，入院せずにデイケアにつながることで，断酒に成功するようになった。しかしそれでもなお，治療ギャップの問題は現在も残っている。多くの患者はデイケアに通いたがらない。そもそも専門医療にかかりたがらない。なぜならアルコール依存症患者のほとんどは，「できることであれば断酒などしたくない人々」であるからである。

　外来を受診したら断酒を強制されるとわかっていれば，患者が医療機関を受診したがらないのは当然である。また，勇気を持って受診してみたものの，断酒しか選択肢がないと患者が知れば，2回目の外来には来ないだろう。「アルコール依存症であることはわかっているが，断酒はしたくないアルコール依存症患者」に対しての医療資源は，現代の日本において，あいかわらず存在しないのである（**図4-2B［現在のアルコー**

ル医療]）。

　減酒外来と断酒外来を組み合わせることは，このような問題に対して一つの解決策を提示する。すなわち患者が受診してきたら，アルコール依存症についての知識を十分に与えた上で，患者の希望に合わせて，減酒外来か断酒外来かを柔軟に選択する。

　むろん重症例に対しては断酒外来から開始するべきであるが，「どうしても断酒はしたくない患者」の場合，無理に断酒外来を押し付けることは避ける。減酒外来にて治療を継続していく中で，患者との間で醸成されてくる信頼関係をベースに，断酒外来を提案する治療的チャンスを待つ（**図４-２Ｃ[これからのアルコール医療]**）。

　医療者は，減酒外来と断酒外来という２つの治療オプションを持っていることで，「病識」が絶えず揺れ動いている患者に対して，余裕を持って接することが可能になる。107万人のアルコール依存症患者に対して医療がカバーできる範囲は，飛躍的に広がる。断酒外来と減酒外来は，２つを組み合わせて使うことにより，治療的威力を発揮するのである。

　本書の中で再三述べているように，アルコール依存症の治療目標は，「自分は飲酒コントロール障害である」という「病識」を育てていくことである。どの治療法からスタートするかは，実はさほど本質的なことではない。医療者が，減酒外来，断酒外来，断酒入院という三段構えの治療オプションを意識的に使い分けながら，患者をとにかく「治療につなげること」こそが重要である。医療者との信頼関係が深まっていくにつれて，患者の中の「病識」は，少しずつ育っていくことだろう。そして患者自らが，自分にもっともふさわしい治療法を主体的に選択していくに違いない。

断酒外来における
「断酒継続3本柱」

本章では，断酒を支援していく断酒外来について，
詳しく解説する。
医療者が患者の断酒を支えていく際に使用する，
3つの治療手段とは何か？

断酒外来とは

　断酒外来とは，患者が断酒を継続していくことを援助していく外来のことである。

　減酒外来を行っても「ブレーキの壊れた車」が暴走運転を繰り返すようであれば，医療者は患者に対して，「車から降りること」を勧めていかなければならない。

　アルコールという便利な車に乗り慣れた多くの患者にとって，「車から降りること」「二度と車に乗らないこと」は想像もつかないことである。実際に不便なことも多いだろう。しかし「車から降りてゆっくりと歩いていくこと」を通して，初めて見えてくる景色もある。

　断酒外来の具体的な進め方については第6章にて後述するが，その前に本章では，医療者が患者の断酒を支えていく際に使用する3つの治療手段について説明する。すなわち，断酒外来における「断酒継続3本柱」についてである。

断酒継続3本柱とは

　患者が断酒外来への通院を開始したとしても，医療者からの叱咤や激励だけでは，長期間の断酒継続は難しい。断酒外来には方法がある。

　従来の日本のアルコール医療においては，患者が長期間の断酒を続けていくためには，かつては「断酒3本柱」（本書で提案する断酒継続3本柱とは別の意味）が不可欠であるといわれていた。「断酒3本柱」とはすなわち，抗酒薬の服薬，通院による精神療法，断酒会やアルコホーリクス・アノニマス（A.A.）などの自助グループへの参加，の3本のことである。

　時代が移るとともに，断酒外来の治療法は日々発展と進化を遂げてき

た。薬物療法においては，渇望抑制薬などの新しい薬が開発されてきており，抗酒薬は今やセカンド・チョイスに退いている。精神療法においては，認知行動療法や動機づけ面接などのエビデンスに基づいた治療法が主流になりつつある。自助グループについても，かつての「何が何でも自助グループに参加」という風潮から，個人個人に合わせたオーダーメイドの治療法へと移行してきている。もちろん現代においても自助グループへの参加が極めて有効な治療法であることは疑いようがない。しかし患者の中には，どうしても自助グループには馴染めないという人もいる。

こういった時代的な変化も考慮に入れて，筆者は，断酒外来を始める患者に対して，新しい「断酒継続３本柱」というものを治療法として提示している。すなわち，①薬物療法，②個人精神療法，③集団精神療法の３本である。これらのうちどの治療法を選択するかは，患者の任意である。

多忙な保険診療の外来においては，本格的な個人精神療法を行うことは難しい。アルコールデイケアなどを持たない一般のクリニックにおいては，集団精神療法を行うことも困難であろう。しかし，医療者が「断酒継続３本柱」についての知識を持っていることは重要である。たとえば，動機づけ面接などの個人精神療法の概略を知っていれば，短時間の外来診察の中でも，医療者はそのエッセンスを活かした精神療法を行うことができる。また，断酒自助グループについての知識を持っていれば，外来通院と並行して，患者にふさわしい自助グループを紹介することが可能になる。

1本目の柱
断酒外来における薬物療法

「断酒継続３本柱」のうちの１本目は，薬物療法である。

まったく薬物療法に頼らずに断酒を継続していく人も中にはいるが，

多くの患者にとって薬物療法は大きな助けになる。特に離脱症状が顕著である患者の場合は，治療初期には，薬物療法の力を借りざるを得ないことが多い。むろん最終的には，薬物療法なしで断酒を継続できるようになっていくことが目標である。

　患者の断酒継続を支えていくための薬物療法は，連続飲酒状態からの離脱を図るための薬物療法と，再発（再飲酒）を防ぐための薬物療法の２つに大別される。

　これらとは別に，断酒を開始する際には，末梢神経障害や中枢神経障害を予防するために十分量のビタミンB群を投与する必要があることは，言うまでもないことである。

1. 連続飲酒状態からの離脱を図るための薬物療法

１）ベンゾジアゼピン系抗不安薬・睡眠薬

　その依存性が問題視されて，ベンゾジアゼピン系抗不安薬・睡眠薬（以下，ベンゾジアゼピン系）は，近年評判が悪い。しかしアルコール依存症の医療においては，ベンゾジアゼピン系はいまだ重要な役割を担っている。

　特に，アルコールの血中濃度が低下して，イライラ感，不安感，発汗，振戦，不眠などの離脱症状が出現し，アルコールがやめられなくなっているケースでは，ベンゾジアゼピン系は第一選択薬となる。アルコールの代わりにベンゾジアゼピン系を一時的に置き換えて離脱症状を減弱させ，今度は少しずつベンゾジアゼピン系を漸減・中止していくようなイメージである。むろん，患者が大量飲酒を続けたままベンゾジアゼピン系も大量使用するという状況にならないように，注意深い投与が必要となる。

　イライラ感や不安などに対して，よく使用されるベンゾジアゼピン系は，ロラゼパム（商品名ワイパックス）あるいはジアゼパム（商品名ホ

リゾン，セルシン）である。ワイパックスは，肝臓での代謝経路が単純で活性代謝産物を作らず，半減期も短いために使いやすい。ホリゾンは，代謝経路はやや複雑であるが，抗けいれん作用が強いため，アルコール離脱けいれん発作をしばしば繰り返している患者に対して有効である。患者の飲酒欲求が強まる夕暮れどきに合わせて，1錠／1日1回夕食前（仕事の終業時）という形で，ベンゾジアゼピン系を処方することもある。夜になって患者の意志が飲酒渇望に負けてしまう前に，ピンポイントで先手を打つようなイメージである。この方法はベンゾジアゼピン系の総量が少なくて済む。働きながら断酒を始める人に対して，ベンゾジアゼピン系によって誘発される日中の眠気を軽減することが可能になるだろう。

▶処方例①：ワイパックス（0.5mg）　3錠／1回1錠毎食後
▶処方例②：ワイパックス（0.5mg）　1錠／仕事の終業時

不眠（入眠困難，熟眠困難，中途覚醒，早朝覚醒など）に対しては，肝臓での代謝が単純であるロルメタゼパム（商品名エバミール）が使用しやすい。けいれん発作を繰り返している患者の場合は，ニトラゼパム（商品名ベンザリン，ネルボン）を使うこともある。

▶処方例：エバミール（1mg）　1錠／1日1回眠前

2. 再発（再飲酒）を防ぐための薬物療法

1）抗酒薬：ジスルフィラム（商品名ノックビン），シアナミド（商品名シアナマイド）

抗酒薬は，肝臓におけるアルコールの代謝経路を阻害することにより，患者を一時的に酒に弱い下戸の体質にする薬物である。前もって抗酒薬を服薬している患者が飲酒をすると，顔面紅潮，悪心，嘔吐，頭痛，めまい，動悸，呼吸困難などの不快な反応（フラッシング反応）が出現する。そのため患者は抗酒薬が効果を示している期間は，飲酒をすること

ができなくなる。

抗酒薬には，離脱症状を抑えたり，飲酒渇望を抑制したりする効果はない。「酒が飲みたくても飲めなくなる薬」である。基本的には，再発（再飲酒）を予防するために使用する薬であるが，ときには離脱症状の強い治療初期に，ベンゾジアゼピン系と併用して抗酒薬を使用する場合もある。

抗酒薬は，旧「断酒3本柱」の一つとされていたように，ある年代以上の「アルコール依存症を専門とする」医師にとっては，馴染み深い治療薬である。しかし，急性アルコール中毒を起こす危険性があることや，薬疹や肝機能障害などの様々な副作用があることなどより，「アルコール依存症を専門としない」医師にとっては，使用することが難しい薬物でもあった。

実は，抗酒薬は，プラセボ群との比較試験において，明らかな治療的有効性を示すエビデンスは今のところ示されていない。そのため，日本において2018年に改訂された「新アルコール・薬物使用障害の診断治療ガイドライン」[45]においては，抗酒薬は後述するアカンプロサート（商品名レグテクト）に第一選択薬の座を譲り，第二選択薬に退いている。同じガイドラインにおいて，抗酒薬の使用期間は断酒開始後6〜12ヵ月にとどめるべきである，とも記されている。

一方，海外の文献などにおいては，患者が断酒意志を持ち，心理社会的治療を受けながら自らの意志で服薬している場合は，抗酒薬は有効であるというデータもいくつか示されている[46,47]。筆者の外来においても，「自分はいつ再飲酒してしまうかわからないから，安全のために抗酒薬を飲んでおきたい」と服薬を希望する患者が，一定数存在する。「病識」が育っているかどうかという点から考えると，このような患者はかなり回復している人たちであると言えるだろう。そして実際にも，このような患者の多くは長期間の断酒継続に成功している。

抗酒薬は，医療者が患者に無理矢理飲ませて，強制的に断酒をさせる

薬ではなく，患者の中で育っている「病識」を支えるために処方する薬であると考えるべきだろう。そのためには，患者に対して，抗酒薬の作用機序，飲酒した際のフラッシング反応の症状，薬効の持続時間，副作用などについて，十分に説明しておくことが不可欠である。また，定期的な肝機能のチェックが必要となる。

▶処方例：ノックビン 0.2g

　　　　　　乳糖 0.2g ／ 1 日 1 回朝（あるいは 1 日 1 回眠前）

　2）渇望抑制薬：アカンプロサート（商品名レグテクト）

①歴史

レグテクトは 1987 年にフランスにて承認された渇望抑制薬である。1994 年にはヨーロッパで，2003 年には米国でも承認されている。

　抗酒薬しか存在しなかった日本のアルコール医療において，2013 年 5 月に発売されたレグテクトは，実に 30 年ぶりに登場した新薬であり，本邦初の渇望抑制薬である。現代日本のアルコール依存症に対する「断酒の継続」を目的とした治療において，レグテクトは第一選択薬である。

②特徴

レグテクトの特徴は，何より安全性が高いことである。患者がたとえ飲酒してしまったとしても，抗酒薬のような不快な反応を起こさないため，比較的安全に投与することができる。腎臓排泄であり肝臓で代謝されないため，重篤な肝機能障害を持つ患者にも使用可能である。最も頻度の高い副作用は下痢（14.1％）であるが，重篤化することはほとんどない。

レグテクトには離脱症状を抑える作用はないため，急性期の解毒薬ではない。離脱症状が著しい急性期においては，前述したベンゾジアゼピン系が第一選択薬となる。

③作用機序

人の中枢神経系においては，主要な興奮系神経であるグルタミン酸神経系と，主要な抑制系神経である GABA 神経系が，バランスを取って

いる。

　アルコールはグルタミン酸神経系のNMDA受容体に阻害薬として働き，グルタミン酸神経系の活動を低下させる。また，アルコールはGABA神経系のGABA−A受容体に作動薬として働き，抗不安作用や鎮静作用を生み出す。すなわち人は飲酒することでリラックスすることができる。

　アルコール依存症患者においては，長期間の大量飲酒に対する生体の代償性変化として，NMDA受容体の数は増加していき（アップレギュレーション），GABA−A受容体の数は減少していく（ダウンレギュレーション）。脳は次第に過覚醒状態となり，グルタミン酸神経系の過剰興奮と大量飲酒とが，病的な均衡状態を保つようになる。すなわち人は大量飲酒をしていないと，リラックスすることができなくなっていく。

　このため，アルコール依存症患者がひとたび断酒を開始すると，脳内の病的な均衡状態が崩れてグルタミン酸神経系の活動が前面に立ち，イライラ，易怒性，易刺激性，不安，焦燥，抑うつなどの症状が出現しやすい。これらは第6章で後述するように慢性離脱症候群と呼ばれることもある。そしてこれらの症状群は，容易に飲酒渇望にすり替わる危険性がある。患者は「不快」の情動を避けるために，大量飲酒をせずにはいられない。

　レグテクトは，亢進してしまっているグルタミン酸神経系の活動を調整することで，脳内の化学的不均衡を安定させ，飲酒渇望が出現することを抑制する。単純に言うと，レグテクトは，患者が断酒を始めた後に「イライラしやすくなること」「イライラを和らげるために飲みたくなること（負の渇望）」を穏やかに抑制していく薬として作用する（図3-8）。

　④臨床成績

　レグテクトは，多くの研究において有効性が報告されている。日本における臨床試験において，投与開始24週間（6ヵ月）後の完全断酒率は，プラセボ群が36.0％であったのに比べて，レグテクト使用群は47.2％で

あった。レグテクトは，断酒率を約11ポイント引き上げた。

⑤使用するにあたって

レグテクトを使用する際は，以下のような注意事項が挙げられている。

(1) 国際的診断基準にてアルコール依存症の診断基準を満たす患者に投与すること。

(2) 心理社会的治療と併用すること。

(3) 断酒の意志がある者。

(4) 離脱症状に対する治療が終了してから使用すること。

上記のうち(2)については，本書でここまで述べてきた「ミニ講義」や，後述する随伴性マネージメント，コーピング・スキルズ・トレーニングなどが該当するだろう。レグテクトを処方できる医師については，「アルコール依存症の治療に十分な知識・経験を持つ医師」という規定があるが，セリンクロの場合ほど縛りはきつくはない。

▶処方例：レグテクト（333mg）6錠／1回2錠毎食後

⑥その他

レグテクトは，切れ味鋭く効くというよりも，マイルドに効いてくる薬である。「効いているかどうかわからない」と言う人がいる一方で，「以前は夕方頃になるとソワソワして飲みたい気持ちになっていたが，そういう気持ちが起きにくくなった」「酒のことを不思議に考えなくなった」などと答えてくれる人も多い。

2本目の柱
断酒外来における個人精神療法

「断酒継続3本柱」のうちの2本目は，個人精神療法である。アルコール依存症に対する精神療法は，ここ20年の間に大きな変革を遂げた。一言で言うと，認知行動療法の時代が到来した。具体的には，行動変容ステージモデル，動機づけ面接，随伴性マネージメント，コーピング・スキルズ・トレーニングなど，認知行動療法をベースとした新しい治療

理論・治療技法が次々に開発され，臨床現場で使われるようになってきている。

　以下に，新しい治療理論・治療技法について個々に紹介していく。興味のある読者は成書を参考にしてほしい。これらの新しい治療理論・治療技法はそれぞれ別々に発展してきたものであるが，「変化させる」ということに焦点を当てている点において共通している。それはそのまま，「病識」を育てていくことがアルコール依存症の治療である，という本書の基本コンセプトともつながっている。

1. 行動変容ステージモデル（多理論統合モデル：Transtheoretical Model）

　行動変容ステージモデルは，「人が行動習慣を変えるとき，どのような段階を経て変化していくのか」について，Prochaskaら[48, 49]によって提出された理論である。正式には，精神分析や行動科学などの様々な精神療法理論を折衷的に統合して作られたモデルという意味で，「多理論統合モデル（TTM）」という名前がついている。日本語ではわかりやすく「行動変容ステージモデル」あるいは「変化のステージモデル」などと訳されている。

　この治療理論の根底には，「人の行動習慣は簡単には変わらない」という理解がある。人が今までの不健康な生活習慣（間食や夜食，運動不足，喫煙，飲酒など）を捨て去り，それまで経験がなかった新しい生活習慣（適度な食事，適度な運動，禁煙，断酒など）を獲得していくことは，実は容易ではない。行動変容ステージモデルは，「行動の変化はどのようにして起こるのか」そのものに着目している点において，画期的なモデルである。

　従来の医学や心理学では，なかなか生活習慣を変えようとしない「治療開始以前」の人々のことを，「変わる気がないダメな人」として切り捨て，治療の対象にさえしてこなかった。行動変容ステージモデルは，

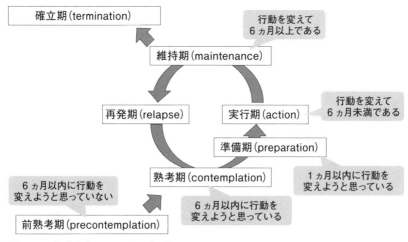

図5-1　行動変容ステージモデル①

人はいくつかのステージを経て行動を変化させていくことを明らかにしており，「治療開始以前」の状態に対しても，ステージ分類を行っている（**図5-1**）。たとえば「毎日体重計に乗って運動不足を嘆きながら夜食にラーメンを食べている人」は，「変わる気がないダメな人」ではなく，今「熟考期」のステージにいる。

1）前熟考期（無関心期）（precontemplation）

まず人は前熟考期にいる。無関心期と訳されることもある。問題があっても変化することをまったく考えていないステージである。アルコール依存症の場合は，飲酒による深刻な問題が出現していても，「お酒をやめよう」などとは爪の先ほども考えていない時期に当たる。前熟考期は「6ヵ月以内に行動を変えようと思っていない状態」と定義されている。

2）熟考期（contemplation）

失敗を繰り返す中で，人は次第に熟考期に入っていく。関心期と訳されることもある。この時期では，問題があることにうっすらと気がついてはいるものの，いまだ変化のための行動を起こそうとまでは思ってい

ない。アルコール依存症の場合は、「もしかすると酒をやめなければならない」と心のどこかで思いながら、「自分は酒をやめられるはずがない」とも思っている時期である。熟考期は「6ヵ月以内に行動を変えようと思っている状態」と定義されている。

3）準備期（preparation）

さらにステージが進むにつれて、人は準備期に入る。「できるかどうかわからないが行動を変えなければならない」と考え始める時期である。アルコール依存症の場合は、アルコール外来受診を考え始める時期に当たる。しかし準備期においては、実際にはいまだ受診していないか、たとえ受診したとしても断酒意志の表明までには至っていない。準備期は「1ヵ月以内に行動を変えようと思っている状態」と定義されている。

4）実行期（action）

準備期を経て、ようやく人は実行期に入る。いまだ自信はないものの、実際に行動変容に踏み切った時期である。アルコール依存症の場合は、断酒を開始した時期に当たる。患者は、断酒を始めてはいるが、今後も断酒を続けられるかどうかについては、強い不安を持っている。実行期は、「明確な行動変容が見られるが、持続が6ヵ月未満の状態」と定義されている。

5）維持期（maintenance）

維持期は、「行動変容を始めてから、6ヵ月以上続いている状態」と定義されている。実行期の頃に比べると、安定感は出てきてはいるものの、いまだ安心はできない時期でもある。

6）再発（relapse）と確立期（termination）

再発と確立期は、正確にはステージ分類の中には入っていない。再発とは、元の行動パターンに戻ってしまうことを指す。

行動変容ステージモデルにおいては、再発はしばしば起こることであると考える。行動の変化は直線的ではなく、らせん状に進行していく（図5-2）。一見すると同じところをぐるぐると回っているように見えても、

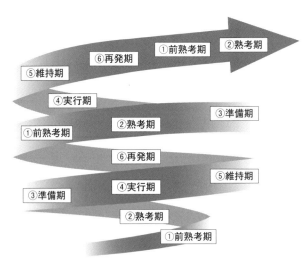

図5-2　行動変容ステージモデル②（らせん階段モデル）

　再発を繰り返しながら人は少しずつ変化を遂げていく。再発は失敗ではなく，次のステージに進むための気づきのチャンスである。そして人は，新しい生活習慣を獲得した確立期に入っていく。

　行動変容ステージモデルが臨床的に有用であるのは，なかなか行動変容を起こそうとしない患者に対して，現在はどのステージにとどまっているのか，地図を見るように患者の現在位置を理解できるようになることである。現在位置がわかれば，医療者は「変化すること」をやみくもに押しつけるのではなく，それぞれのステージに最も適した働きかけの仕方について，戦略的に考えられるようになる。以下に示す様々な治療技法についても，行動変容ステージモデルを理解していれば，その治療法が患者のどのステージに焦点を当てているのかわかりやすくなるだろう。

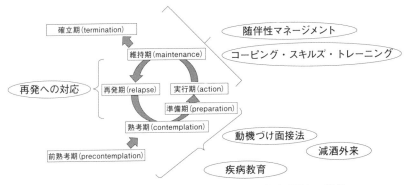

図5-3　行動変容ステージモデルと，それぞれの新しい治療理論との関係

2. 動機づけ面接（Motivational Interviewing）

　動機づけ面接とは，「行動変容をしようとしない人々」に対して，「行動変容してみよう」という動機づけを高めるために，Millerら[50]）によって開発された認知行動療法的な介入技法である。多くの精神療法が「実行期」以降の治療としてデザインされている中で，動機づけ面接は，「実行期」以前の患者に対してエビデンスを持っている唯一の技法であるといわれている（**図5-3**）。

　従来のアルコール医療においては，患者に対して直面化を迫る技法が主流であった。たとえば患者に対して，「このまま飲み続けていたら間違いなく破滅するでしょう」「だから断酒しなければなりません」などと現実を突きつけ，強引に「変化すること」を迫る方法が中心であった。患者の示す両価性や矛盾は，医療者が打破すべき障害（抵抗）とみなされた。

　患者に直面化を強制し「変化すること」を迫る攻撃的な方法は，患者の中の「変化したくない」という気持ちを無意識的に強化してしまい長期的には逆効果になる，と動機づけ面接は指摘する。動機づけ面接では，医療者は患者との論争を避け，可能な限り患者の抵抗と戦わない。患者

を論破するのではなく，共感的・受容的な態度で患者の両価性や矛盾を明確化していけば，患者はいずれ「変化しなければならない」という事実に気づき，「変化すること」に向けて主体的に動き始める，と動機づけ面接は考えるのである。

　動機づけ面接は，OARS という 4 つの方法を意識的に使い分けて進んでいく。OARS とは，カウンセリングの海の中を，岩礁（抵抗）をうまく回避しながら 4 つのオール（Oar= 櫂）を漕いで，少しずつ前進していくイメージを重ねている。その目的は，患者のチェンジ・トーク（変化に向かう発言）を可能な限り引き出していくことにある。これは，チェンジ・トークの数が多ければ多いほど患者が変化する可能性は高まる，というエビデンスに基づいている。

　O：Open question，開かれた質問

　開かれた質問とは，閉じられた質問（Closed question）と異なり，患者が「はい」「いいえ」では答えられない質問，簡単には答えられない質問のことである。受容的な雰囲気の中，患者に対して開かれた質問をすることで，患者は自分の中のありのままの葛藤や感情を自由に表出できるようになる。「変化したい」けれど「変化したくない」という，患者の中の両価性や矛盾が正直に語られていく。

　R：Reflecting，聞き返し

　聞き返しとは，患者の言葉に対して，「あなたは○○であると思ったのですね」と，医療者が繰り返すことである。聞き返しには様々なバリエーションがある。

　聞き返しというと受動的なものと思われがちだが，動機づけ面接における聞き返しは，「変化すること」を目的としているため，しばしば指示的・戦略的である。すなわち医療者は，患者の言説の中から，チェンジ・トークを発見し，チェンジ・トークを優先して聞き返しを行っていく。

患者にとってみれば，医療者側からもう一度繰り返されることで，自分の無意識的なチェンジ・トークを少なくとも2回聞くことになる。

A：Affirming, 是認

是認とは，患者を肯定することである。患者が変化していくためには，他者から肯定されることが必要である。重要な他者の1人である医療者から認められることで，患者は「変化する勇気」を持てるようになる。

S：Summarizing, 要約

要約とは，それまで話してきた事柄をつなぎ合わせて，まとめることである。面接の途中中途で医療者は，適宜要約を入れて，患者の「変化への意志」を強化する。要約には，患者の今までのチェンジ・トークを花束のようにまとめる「集める要約」や，以前の面接で話したことと今回の面接で話したことを関連性を持って振り返る「つなぐ要約」などのバリエーションがある。患者にとってみれば，医療者から要約として聞くことで，自分のチェンジ・トークを少なくとも3回聞くことになる。

以下に，動機づけ面接に基づいた会話のやりとりの例を示す。

患者：今日は，娘に言われて来たのですが，正直，自分では，そんなに重大な問題だとは思っていないんです。私の飲み方にまったく問題がないとは言いませんけどね。

医療者：○○さんが感じているお酒の問題とは，どのようなことですか（開かれた質問）。

患者：若い頃よりもお酒を飲む日が増えましたね。酒量も以前よりかなり増えたかもしれません。飲み出すと止まらなくなってしまうことが，多くなってきたような気もします。

医療者：飲酒頻度や飲酒量が増えているということと，飲み出すと

止まらなくなることが増えたということですね（単純な聞き返し）。

　患者：そうです。でも私はアルコール依存症ではありませんよ。仕事だってきちんとしていますしね（抵抗）。

　医療者：ご自分の状態がそれほど深刻ではない，と思っているということですね（単純な聞き返し，変化したくない気持ちへの是認）。

　患者：もちろんです。確かに飲む量は，他の人よりだいぶ多いかもしれませんけどね。でも私は，飲んで暴れたりすることはありませんしね（抵抗）。

　医療者：他に気づいていることは何かありますか（開かれた質問）。

　患者：飲んだときのことを，翌朝，覚えていないということが，ときどき多くなったかもしれませんね。昨日の夜に何を話したか覚えていないことは，あまり気持ちのいいことではありませんね（チェンジ・トーク）。

　医療者：昨晩のことを思い出せないなんて，確かに怖いですね（患者の気持ちに焦点を当てた聞き返し）。

　患者：実は，今日，ここのクリニックにお邪魔したのも，つい先週，同じようなことがあったからなんです。酔っぱらって帰ってきて，娘に対していろいろ説教をしてしまったみたいでね。私はあまり覚えていないんですが……。翌日，娘は自分の部屋に籠ってしまって，ずっと泣いていました。娘にそんな悲しい思いをさせてしまったことを考えると，自分がとても情けなくもなります。どうしてあんなに飲んでしまったのか，とても後悔していますよ（チェンジ・トーク）。

　医療者：娘さんに対して，申し訳なく思っているのですね（患者の気持ちに焦点を当てた聞き返し）。

　患者：うちは家内を5年前に亡くしていましてね。娘と2人暮らしなんです。だから娘には，家内の分まで，幸せになってもらいたいですからね。

　医療者：今までのお話をまとめると，以下のようになりますね。○

○さんは，お酒の問題はそこまで深刻ではないと思っている。一方で，飲酒頻度や飲酒量が増えたことには気がついている。飲み出すと止まらなくなり，記憶を失ってしまうことが多くなっていることも心配されている。娘さんに対しては，絶対に迷惑をかけたくないとも思っている。このようなことでよろしいですか（集める要約）。

　患者：そんなところですね。やっぱりお酒をやめたほうがいいのかなあ（チェンジ・トーク）。でも，お酒を完全にやめることは，なかなか難しいですよね。会社の付き合いもありますし（抵抗）。

（中略）

　医療者：いろいろと詳しくお話を聞かせていただき，ありがとうございました。プライベートなことまで正直にお話しくださったことは，とても勇気のあることだと思いますよ（是認）。

　患者：ありがとうございます。正直に言うと，ここに来るのは気が進まなかったんです。でも先生とお話しして，少し考えが整理されたような気もします。

　医療者：お酒についてどうするかは○○さんのまったくの自由ですが，最後に現時点での考えなどをお聞かせいただけますか。

　患者：断酒をするという覚悟はできませんが，夏休みに娘と北海道旅行に行く計画があるんですよ。私の妹の家族と一緒なんですけど，レンタカーを借りてね。とりあえず旅行の期間は，酒を抜いてみようかなと思いました。運転もあるし，やっぱり娘の笑顔が見たいですからね。

　上記の面接の中で，医療者は一貫して，治療的指示，説得，批判などを行っていない。患者の中で複雑に行き来する「変化したい」「変化したくない」という両価的な気持ちの双方に対して共感的な態度で寄り添い，チェンジ・トークに焦点化した様々な形の聞き返しや要約などを戦略的に行っている。そして結果的に，患者の中の治療的な動機づけを深

化させ，カウンセリングの最後には，医療者からの命令や指示の形ではなく，患者の自主的な希望として，「娘のために一定期間の禁酒をしてみる」という一時的な決断を引き出している。

動機づけ面接は，可能な限り直面化を避ける治療法とされているが，患者の言説のあいまいさを削ぎ落していくことを通して，患者に対して，より自主的な形での直面化を迫っていく技法でもある。安易な説得や命令を行うよりも，動機づけ面接のような一見すると地味で時間のかかるスタイルのほうが，治療効果が高いことをエビデンスは示している。

3. 随伴性マネージメント（Contingency Management）

「ある行動」と，「その行動の直後の状況の変化」との関連性のことを行動随伴性と呼ぶ。たとえば「ある行動」が起こった後，続けざまに「好ましい状況（正の強化子）」が起こることが繰り返されると，「ある行動」の出現頻度は随伴して増大していく（行動の正の強化）。行動随伴性には4つのパターンがあるが，断酒という行動で考えてみると以下のようになる。

①断酒行動の後，好ましい状況（正の強化子）が出現する場合，断酒行動は強化される。
②断酒行動の後，好ましい状況（正の強化子）が出現していたが消失する場合，断酒行動は弱化される。
③断酒行動の後，不快な状況（負の強化子）が出現する場合，断酒行動は弱化される。
④断酒行動の後，不快な状況（負の強化子）が出現していたが消失する場合，飲酒行動は強化される。

随伴性マネージメントとは，これらの行動随伴性の原理に基づき，患者の断酒継続の強化を図っていく認知行動療法的な治療法である。「行

動変容ステージモデル」に当てはめて考えると，患者が実際に断酒を開始する「実行期」以降の治療として位置する（図5-2）。

　断酒外来において特に重要視されるのは，報酬（正の強化子）である。上記の①のパターンのように，断酒を開始してから常に何らかの報酬が与えられる状況を作ることができれば，患者の断酒は長続きするだろう。

　問題は，患者にどのような報酬を与えるかである。

　欧米においては，違法薬物乱用の治療において，一定期間，薬物をやめることができたら，少額のお金を報酬として手渡すという治療法も試されている。日本におけるアルコール依存症医療の場合，断酒が継続できたら医療者がお金を渡すということはあまりにも非現実的だが，医療者が家族と相談し，一定期間の断酒ができたら，たとえば酒代の10分の1程度のお小遣いを与えるといった方法は考えられるかもしれない。多くの家族は，患者に対して罰（負の強化子）を与えることには非常に熱心だが，報酬（正の強化子）を与えることには無関心である。「この人にお金など渡したら，いつ飲み出すかわからない」という理由で，断酒を開始して何ヵ月も経過しているにもかかわらず，1円のお小遣いさえもらえない患者もいる。家族は無意識的に，上記の③のパターン（断酒行動の後，不快な状況が続く）を行ってしまっている。

　お金に代わる実現可能な報酬としては，シールやスタンプを使うという方法もある。日付を書いた手帳を用意してもらい，断酒ができた日には1枚1枚シールを張っていく。喩えて言うなら，小学生が夏休みのラジオ体操に参加すると手帳にシールを貼ってもらえるような感覚である。

　筆者の患者の中に，断酒自助グループに1回出席したら，その自助グループのスタンプを手帳に押してもらうことをルールにしている人がいる。診察室において，様々なグループのスタンプで埋まった分厚い手帳を患者から見せてもらい，筆者が「これはすごいですね」と感嘆すると，患者は「子どもみたいですけど，結構，達成感があるんですよ」と照れくさそうに笑ったりする。

付言すると，随伴性マネージメントは，自助グループの中においても，無意識的に行われている。断酒会では，断酒１年を迎えると「断酒初段」が，断酒２年になると「断酒二段」の賞状がもらえる。大勢の前で壇上に登って表彰され，ときには家族から花束が贈られる。

A.A. においても，初めてミーティングに参加した人には「ワンデーメダル」がプレゼントされ，その後も「１ヵ月メダル」「３ヵ月メダル」「６ヵ月メダル」「９ヵ月メダル」「１年メダル」とメダルがもらえる。「１年バースデイ」「２年バースデイ」といったパーティーも開催される。

認めてもらえることは誰でも嬉しい。罰よりも報酬のほうが，変化を促し，変化を維持するのである。

4. コーピング・スキルズ・トレーニング（Coping Skills Training）

コーピング・スキルとは，ストレスなどに対して人間が行う対処行動のことである。

人間は，様々なコーピング・スキルを持って生きている。酒を飲んで酔っぱらい，困難な現実から一時的に逃避するという行動も，多くの人々が使っているコーピング・スキルの一つである。

コーピングという視点から考えてみると，アルコール依存症とは，飲酒というコーピング・スキルに次第にしがみつくようになっていく疾患であるといえる。周囲から孤立し，行き詰まれば行き詰まるほど，患者はあらゆる問題に対して，飲酒というただ一つのコーピング・スキルによって対処しようとする。

コーピング・スキルズ・トレーニングとは，患者の硬直したコーピングのありようを修正していくことを目的とした認知行動療法的な治療法である。「行動変容ステージモデル」に当てはめると，患者が断酒を開始する「実行期」以降の治療として位置する（図５-３）。前記した随伴性マネージメントと併用すれば，効果は倍増するだろう。

コーピング・スキルズ・トレーニングはたとえば以下のようなものが

考えられる。

1）飲酒というコーピング・スキルに入らない

患者はまず，飲酒に結びついた何らかの「引き金」を引く。そして「引き金」→「飲酒欲求」→「飲酒」→「飲酒欲求」→「飲酒」→「飲酒欲求」→「飲酒」……といった一連のコーピングの連鎖に入っていってしまう。ひとたび，この自動的なプロセスが始まってしまうと，患者は容易に止めることができない。

断酒初期においては，自分にとって何が「引き金」になるのかを常に意識し，「引き金」を可能な限り回避して生活していくことが重要になる（表6-1［第6章にて後述］）。

2）飲酒というコーピング・スキルを中断する

これらは，「引き金」を避けることができず飲酒欲求が高まってしまったときに，飲酒欲求につながっていく思考回路を意識的に中断させるテクニックである。「思考ストップ法」とも呼ばれる。たとえば常に手首にゴムバンドを巻いておき，飲酒欲求が湧き上がってきたときに，心の中で「やめ！」と号令をかけながら，ゴムバンドを弾くことを繰り返す。そして，週末の予定，趣味のこと，家族の顔など，あえて違うことを考えるようにする。非常に単純だが，痛み刺激を与えることで思考回路を一時的にストップさせる行動療法的な技法である。その他，深呼吸を繰り返す，瞑想をする，ヨガをする，ストレッチをする，自律訓練法を行う，長時間の入浴をする，などのリラクゼーションを行ってもよいだろう。

3）飲酒以外の新しいコーピング・スキルを身につけていく

1つめは，気分転換できる新しい趣味を作っていくことである。趣味は飲酒の代替手段になり得る。たとえばジョギングをしたり，ジムに通ったりする習慣を作ることで，ストレスに対処できるようになる人は多い。

2つめは，他者に相談できるようになることである。第6章で後述するが，アルコール依存症患者は「悩みを他者に聞いてもらう」というコーピング・スキルが苦手である。それゆえに患者は，飲酒という自分だけ

で完結できるコーピング・スキルに頼るのである。

　患者が，断酒外来への通院を継続し，医療者と面接を重ねること自体が，「他者に相談する」という新しいコーピング・スキルのトレーニングにもなるだろう。

3本目の柱
断酒外来における集団精神療法

1．断酒ミーティング

　「断酒継続3本柱」のうちの3本目は，集団精神療法である。具体的には，アルコールデイケアや自助グループの中で行われている断酒ミーティングへの参加がその中心である。断酒ミーティングという「集団の力」を活用するところに，アルコール依存症の治療の大きな特徴がある。

　断酒ミーティングは，司会進行役の下，参加者が自分の飲酒問題について1人ずつ順々に語っていくという形式で行われる。所要時間はワンセッションで90〜120分程度のことが多い。話されることは，「飲酒にまつわる体験談」といった自由度の高いテーマのときもあれば，「酒によって失ったもの」「飲むためについてきた嘘」など，司会進行役がテーマを絞ることもある。一巡し，全員が話し終わったら終了となる。自助グループによっては，話したい人だけが話をする挙手制の形を取っているところもある。

　「言いっぱなし，聞きっぱなし」の原則と呼ばれるように，断酒ミーティングでは，誰かの発言に対して他の参加者が批判をしたり，コメントを差し挟んだりすることは禁じられている。参加者は何を発言しても安全が保障される。断酒ミーティングで見聞きしたことは他の場所では絶対に口外しないという，互いのプライバシーを守る配慮は，当然の約束事である。

　断酒ミーティングというと，互いに懺悔し合うような重々しい雰囲気

を想像する読者もいるかもしれないが，そんなことはない。ときには苦いユーモアとともに，ときには可笑しみが入り混じった涙とともに，失敗談や体験談などが語られる。しばしば共感や笑いが沸き起こる。参加者たちが直接ディスカッションをしたりすることはないが，1人の発言が次に発言する人の連想を呼び，断酒ミーティングは1回きりのライブ・セッションのように進行していく。参加者たちはある種のカタルシスを体験する。

断酒ミーティングの効用については，以下のようなことが挙げられるだろう。

1）「コミュニティ」としての断酒ミーティング

初診した患者に，たとえばデイケアの中で行われている断酒ミーティングへの参加を勧めてみると，たいていは尻込みをする。無理もない感覚だろう。「アルコール依存症患者の集団」と聞いたら，「アル中の集まり？」「どんな恐ろしげな人たちがいるの？」と不安に思うのは当然である。

しかし実際に患者をデイケアに参加させてみると，「普通の人ばかりで安心した」「不思議に居心地がいい」「本音で話ができる」といった感想を述べる人が多い。

断酒ミーティングは，断酒の継続を目的としたコミュニティである。たとえ1ヵ月に数回だけの参加だとしても，患者がこういった断酒コミュニティに定期的につながっている意義は大きい。そこで患者は，「自分1人だけではなかった」という安心感を得ることができる。「断酒を続けて人生を立て直す」という同じ目標を持った同志と話をすることができる。

断酒ミーティングは，年齢，性別，職業，学歴，社会的地位，経済的状況など，来歴がまったく異なるメンバーから成り立っている。A.A.で開かれるミーティングなどは匿名での参加であり，本名を知られることさえない。互いに利害がまったく一致しない関係であるからこそ，参加

者は競争したり見栄を張ったりすることなく，正直に本音を話すことができる。そして参加者たちはいつのまにか，お互いが「断酒仲間」と呼び合う存在になっていく。

A.A.では，自分より長く断酒している仲間のことを「先行く仲間」と呼ぶが，断酒ミーティングでは，このような断酒の先輩の話を聞けることも大きい。

断酒を始めたばかりの患者にとって，「酒をまったく飲まないで生きている自分」の姿は，想像することさえ難しい。「先行く仲間」の体験談は，患者にとって生きていく上でのヒントになるだろう。たとえば「断酒を始めた最初の2年間は山あり谷ありで苦しかったが，3年目に入ったら落ち着いた」「のんびりゆっくり生きていくのもいいと思えるようになった」などといった話を聞くことは，断酒の初心者にとっては大きな道標になる。

2）「自分を映し出す鏡」としての断酒ミーティング

「断酒仲間」は，お互いが「自分の姿を映し出す鏡」のような存在である。仕事を失ってしまった人，家庭崩壊している人，肝硬変などの重篤な身体疾患が発症してしまっている人など，陥っている問題の種類や程度は様々だが，「断酒仲間」は皆どこかしら似通っている。アルコール依存症という同じ「アリ地獄」に陥っているのであるから，似ているのは当然である。

むろん参加を始めた頃は，ほとんどの患者は異口同音に「自分はあの人たちほど重くはない」と言い張る。「自分はまだ働いている」「自分はまだ離婚していない」などと主張し，いかに自分が軽症であるかを懸命に証明しようとする。筆者はこれを「違い探しをすることによる否認」と呼んでいる。

しかし断酒ミーティングへの出席を続けているうちに，患者は次第に「否認」しきれなくなっていく。「もしかすると自分もあの人と同じかもしれない」「このまま飲酒を続けていけばあの人と同じになるかもしれ

ない」という事実に気づかざるを得なくなっていく。ミーティングに参加すれば参加するほど，強固な「否認」は溶けていく。

　再発予防という点でも，断酒ミーティングは絶大な効果を発揮する。長期間の断酒を続けていた「断酒仲間」が，ふとしたきっかけで再飲酒をしてしまい，瞬く間に連続飲酒に陥っていく姿を目の当たりにすることは，「ミニ講義」を聞くよりも数倍のリアリティーがあるだろう。「断酒仲間」の失敗を見ることで，患者は自分が何年経っても「ブレーキの壊れた車」であることを忘れないでいることができる。

　筆者は，患者に対して断酒ミーティングの説明をする際に，他患の話は「耳から聞いて心に効く薬」であるという比喩をよく使う。

　渇望抑制薬や抗酒薬は，「口から飲んで身体に効く薬」である。「口から飲む薬」は短期的には効果を発揮するが，作用は限定的である。断酒が一時的に軌道に乗り，患者の中に「自分はコントロールして飲むことができる」という「否認」が復活してしまえば，患者は断酒外来に来ることをやめてしまい，「口から飲む薬」も飲まなくなってしまうだろう。

　一方の「耳から聞く薬」は，「病識を育てる」「病識を深める」「病識を忘れない」という本質的な部分に作用する。「断酒仲間」の話す正直なエピソードの数々は，頑なに身構えていた患者の心に，優しく響いていくだろう。患者はときには大笑いしたり，ときにはしんみりしたりしながら，「自分は飲酒コントロール障害である」という「病識」に辿り着いていく。「耳から聞く薬」は，即効性はないものの，じんわりと確実に効いていくのである。

2. アルコール依存症デイケア

　医療者が実際に行う集団精神療法の場としては，アルコール依存症デイケアがある。

　当院の場合，外来のすぐ隣に，アルコール依存症デイケア（大規模デイケア，定員28人）があり，患者は希望すれば，いつでもデイケアに

参加できるようになっている。デイケアでは，毎日，断酒ミーティングが開催されており，ドア一つ開ければ，患者はいつでもミーティングに参加することができる。見学も可能である。

この敷居の低さが，当院におけるデイケアの最大の利点である。通院しているクリニックの一角で，毎日，断酒ミーティングが開かれていれば，患者の心理的抵抗は大幅に減るだろう。

デイケアというと，毎日，参加しなければならないようなイメージがあるかもしれない。当院の場合，出席頻度を患者各自の判断に任せていることも特徴である。患者の中には，産業医からの強い勧告などにより週5日間デイケアに参加している人もいるが，週2日程度参加する人，仕事をしながら土曜日だけ参加する人，毎月1回の頻度で参加する人など，様々な利用の仕方が可能である。

現代のアルコール依存症患者はみな忙しい。毎日のデイケア参加を義務づけるよりも，時間が空いたときにときどき参加するスタイルのほうが，治療は長続きするだろう。もちろんデイケアが自分には合わないと思えば，途中で参加をやめてもよい。

当院のデイケアでは，断酒ミーティングを中心に，物質使用障害治療プログラム（SMARPP）[51]や久里浜版新認知行動治療プログラム（GTMACK）[52]などをベースにした集団認知行動療法，軽スポーツ，ストレッチ，創作書道などのプログラムを行っている（**図5-4**）。興味があれば，精神科臨床サービス第18巻1号「元気になるデイケアI」（星和書店）の拙稿「アルコール依存症のデイケアプログラム」[53]を参照していただければ幸いである。

3. A.A. と断酒会（断酒新生会）

本書の読者は，おそらくアルコールデイケアという治療選択肢を持っていない医療者がほとんどであると思われる。その場合，外来通院の開始と並行して，患者に，A.A. や断酒会（断酒新生会）への参加を勧め

	月	火	水	木	金	土
10時00分～ 10時50分	朝の会／体操					
10時50分～ 12時20分	断酒 ミーティング	酒害教室 （認知行動 療法）	断酒 ミーティング	フリー	断酒 ミーティング	断酒 ミーティング
12時20分～ 13時30分	昼食					
13時30分～ 15時15分	軽スポーツ	断酒 ミーティング	表現教室 （創作書道 など）	断酒 ミーティング	健康教室 （ストレッチ など）	フリー
15時15分～ 15時30分	片付け／清掃					
15時30分～ 16時00分	帰りの会／体操					

図5-4　アルコール依存症デイケアプログラム（例）

てみてもよいだろう。

　A.A. と断酒会は，現代日本における代表的な断酒自助グループである。その活動の中心は断酒ミーティング（ミーティング／断酒例会）を開くことである。

　大都市圏であれば，ほぼ毎日どこかで，断酒ミーティングが開催されている。正式なメンバーや会員にならなくても，1回100円程度の金額で，断酒ミーティングに参加することが可能である。先述したようにA.A. では名前を名乗る必要はない。数回行ってみて気に入らなければやめてもよい。

　A.A. と断酒会の歴史をP.172～175のコラム1[54, 55]，コラム2[56]に，自助グループの原理を図5-5に示した。

　読者は，A.A. におけるビル, W. と Dr. ボブの物語と，断酒会における松村春繁の物語とが，時代や国を超えて不思議に似通っていることに驚くかもしれない。この2つの物語は，アルコール依存症患者の回復の

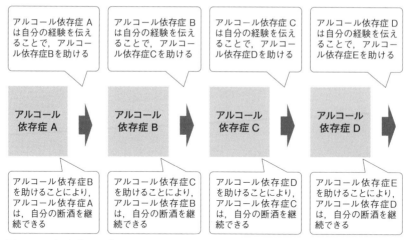

図5-5　自助グループの原理

物語の「元型」のようなものである。そしてそれは，今，目の前にいる患者の回復の物語とも共振するかもしれない。

A.A.と断酒会との簡単な違いを表5-1[57, 58]に示した。医療者がどちらの団体を勧めるべきかについては，結論から言うとどちらでもよいと思う。

筆者の場合，熱心な家族がいて家族の共同参加が見込まれる人や，本人よりも家族のほうが危機意識を強く持っている人に対しては，断酒会を勧める。違いはその程度である。どちらの団体も，それぞれの持ち味があり，それぞれ素晴らしい活動をしている。できれば両方とも体験参加してみて，肌が合うと思うほうを選択していく形が無理がないであろう。内容の違いよりも，雰囲気や顔ぶれなどを見て決めていく人が多いようである。

医療者が，自助グループを治療に活用するためには，できれば医療者自身が，これらの自助グループに一度は見学参加してみたほうがよい。

表5-1 A.A.と断酒会の違い[57, 58]

	A.A.（1935 年〜） （日本においては 1975 年〜）	断酒新生会（1963 年〜）
個人の 名前	アノミニティ（匿名性）の原則	会員名簿を作成
組織形態	非組織の原則 日本では600以上の小グループが存在？ メンバー数は約 6,000 人？	公益社団法人 各都道府県ごとに約 50 の断酒会 会員数は，2018 年は約 7,000 人，家族 を入れると約 9,500 人
社会への 発信	禁止している	積極的に社会発信を行っている
医療との 関係	独立関係	協力関係
家族	本人のみ参加 家族はAL-Anonという別組織に参加	家族同伴を勧めている
理論	「12 のステップ」「12 の伝統」 など	「心の誓い」「断酒の誓い」 「家族の誓い」など
雰囲気	アメリカ的／個人主義的／理論的	日本的／家族的／面倒見がよい
参加して いる人々	独身者や女性，若者が多かった。	家族持ちの人が多かった。 （近年は独身者や女性に対しても配慮 している） 「シングルの集い」「アメシストの会」 など

おそらく歓迎されるだろう。そこでは，診察室の中では決して見ること
ができない，本音で語るアルコール依存症患者たちの姿を目にすること
ができる。日本において，多くの医療者がアルコール依存症に対して苦
手意識を持っているのは，医療者自身が患者の回復した姿を見たことが
ないからであり，回復するイメージを思い浮かべることができないから
でもある。

4. SNSにおける断酒ミーティング

　インターネットが発達した現代においては，断酒をしている多くの患者が，日々の断酒生活のできごとや考えたことなどをSNSで発信している。ブログ，フェイスブック，ツイッターなど様々な形式が存在する。日本有数のブログのランキングサイトである「にほんブログ村」においては，「禁酒・断酒」のカテゴリ（http://sake.blogmura.com/kinshu/）の中に，数多くの「断酒ブログ」が登録されている。これらの中には，寄せられた読者からのコメントを「掲示板」上でオープンにし，意見交換しているようなブログもある。また，登録者同士が互いの「断酒ブログ」にコメントを寄せ合い，間接的に意見交換し合うといった，SNS上の相互交流も発生しているようである。

　患者は，ときには自分の「断酒ブログ」にて自分の意見を発信し，ときには他の人の「断酒ブログ」の記事を読んだりすることを通して，自らの断酒生活を支えていく。A.A.や断酒会などには属していない人が多いようである。実際に顔を会わせる「オフ会」などもときどき開催されているようである。

　これらは期せずして，SNS上の断酒自助グループのような機能を果たしている。このような人たちはさしずめ現代における「断酒仲間」である。

　SNSにおける断酒ミーティングには，様々なメリットが考えられる。たとえば，会場にわざわざ足を運ばなくても，患者は自宅にいたまま，気軽に断酒ミーティングに参加することや閲覧することが可能になる。参加に対する心理的ハードルは飛躍的に低くなる。

　24時間利用可能であるということも，SNSにおける断酒ミーティングの大きな特徴である。午前3時に不意に飲みたくなったとき，患者がSNSに発信をすれば，もしかすると誰かが返信をくれるかもしれない。見知らぬ誰かからの返信を読むことで，患者は飲酒することを思い留まるかもしれない。

しかしその一方で，SNSにおけるミーティングには，様々なリスクもはらんでいる。SNSという性質上，参加者の「匿名性」は極限まで突き詰められているが，いわゆる「荒らし」と呼ばれるような悪質な「誰か」が，紛れ込んでくる危険性は常にあるだろう。

そもそも顔と顔とを直接合わせないネット上の希薄な関係が，「断酒仲間」「自助グループ」としてどれだけ治療的有効性を持つのか，という根本的な問題も残るだろう。

A.A.においては，「アルコール依存症は，まず足から治り，次いで耳が治り，最後に頭が治る」という格言がある。歩くこともままならなくなった痛んだ身体を引きずってミーティング会場に通い続けることで最初に足が治っていき（足の回復），それを続けていくうちに他患の言っていることの意味が少しずつわかるようになり（耳の回復），最後に自分がアルコール依存症であることが理解できるようになっていく（頭の回復），といった意味である。SNSにおける断酒ミーティングは，「足」や「耳」の過程を飛ばして，いきなり「頭の断酒（理屈の断酒）」から入る。そして「理屈の断酒」はしばしば長続きしない。

このように，SNSにおける断酒ミーティングには様々な問題は残るのだが，それでもなお21世紀における新しい自助グループの形として，様々なポテンシャルを秘めていることは間違いない。医療者は，断酒外来を受診した患者に対して，SNSにおける断酒ミーティングの情報を紹介することを検討してもよいかもしれない。

Column | 1

A.A. の歴史

　A.A. は，1935 年，米国において，ビル，W.（当時 39 歳）と Dr. ボブ（当時 55 歳）という 2 人のアルコール依存症患者の奇跡的な出会いによって作られた。A.A. は宗教ではないが，キリスト教の教団の中で行われていた相互互助活動の中から誕生したため，宗教的な雰囲気が残っている。

　ビルはニューヨークのウォール街で名前の知られた証券アナリストであった。進行するアルコール依存症によって，次第に仕事がうまくいかなくなり，破産寸前の状態に陥っていた。ビルの主治医はシルクワース博士という名医であったが，やはりビルを治すことができなかった。ビルは 3 回の入院を繰り返したが，しばしば激しい抑うつを伴う連続飲酒状態に陥ることが続いた。

　絶望の淵にあったビルのところに，ビルの旧友であり，ビル以上に重症のアルコール依存症であったエビィ，T. が訪ねて来た。エビィはオクスフォード・グループというキリスト教の教団に入り，神を信じるようになったことで，断酒に成功していた。

　ビルは驚いたが，神を信じるなど，自分には無理だとも思った。ビルは絶望の中ですすり泣いた。アルコールに対して完全なる敗北を認めた瞬間だった。そしてビルに霊的な体験が訪れた。

　断酒を始めたビルは，宗教色を排したアルコール依存症患者だけの自助グループを思い浮かべるようになった。すなわち，アルコール依存症患者Aは患者Bを献身的に助けることを通して自分の断酒を継続でき，次に患者Bは患者Cを助けることによって自分の断酒を継続できるという。相互互助が次々に連鎖していくようなスタイルのグループである（図 5-5）。しかしビルの試みは，なかなかうまくいかなかった。

　そんなとき，昔の友人がビルに一つの仕事を回してくれた。ビルはオハイオ州アクロンという町に出張することになった。ある会社を買収するという仕事であった。買収が成功すれば，ビルも新経営陣に名を連ねるはずだった。人生を挽回する大チャンスだった。しかしビルたちは株主総会で敗北し，ビル 1 人だけ渉外担当役として見知らぬ街に取り残される羽目になった。

　断酒を開始して 5 ヵ月が経過していた。ビルは失意の底にいた。週末の土曜日の夕刻，ホテルのバーの賑わいが，ビルを誘惑した。「ほんの 1 杯だけなら」という誘惑が頭をかすめ，次第に強くなった。強烈な飲酒渇望が蘇ってきていた。ビル

はバーに向かって歩きかけたが，すんでのところで例の考えを思い出した。「再飲酒しないためには，自分にはもう1人のアルコール依存症患者が必要だ」。

ビルは公衆電話から教会に電話をかけた。そして電話に出た見知らぬ牧師にこう頼んだ。「私はアルコホーリックです。同じ問題で困っている人と話したいので，この町のアルコホーリックを紹介してくれませんか」。

前年まで禁酒法が施行されていた当時の米国において，アルコール依存症だとカミングアウトすることは社会的自殺に近い行為であった。ビルはそこまで追い詰められていた。

ビルが探し当てたのが，Dr. ボブであった。開業医であったボブは，かつては有能な外科医であったが，今やアルコール依存症のために生活はすさみ，患者は半分になり，家庭は崩壊寸前の状態であった。彼は毎日酔っぱらっていた。ニューヨークから来た見知らぬ男が会いたいと言っていることを伝え聞いても，何の興味もわかなかった。しかし仲介してくれた女性の顔を立てるため，15分なら会ってもいい，とボブはしぶしぶ了承した。そして2人のアルコール依存症患者は会うことになった。1935年5月9日日曜日17時のことである。

ビルは初対面の年上の医師にこう話した。「あなたはアルコホーリックだと聞きました。私もアルコホーリックです。私は断酒して5ヵ月ほど経ったところですが，今は飲みたくてたまりません。あなたと話すことで断酒が続けられるかと思って，今日は訪問したのです。あなたも私と同じ状態だと思いますので，2人でこの町のアルコホーリックの人を訪

ねて，断酒するように説得してみませんか」。ビルの話はボブを驚愕させた。しかし魅惑的でもあった。ビルの体験談は，まさにボブ自身の体験でもあったからだ。2人は6時間以上も話し続けた。

1ヵ月後，2人は活動を始めた。アクロン市民病院を訪ね，3人目のアルコール依存症患者を見つけた。3人目は弁護士だった。しばらくして自宅に帰ったビルは，ニューヨークでも仲間を集めた。彼らは自分たちのことを，アルコホーリクス・アノニマス（無名のアル中たち）（A.A.）と呼んだ。

当時，アルコール依存症は，医学会から不治の病と思われていた。しかしA.A. につながることで断酒に成功する人々が続々と現れた。活動は全米に広がり，さらに全世界に広がっていった。現在，世界で180以上の国と地域に10万以上のグループが存在し，メンバー数は200万人以上と推定されている。

A.A. の歴史をさらに源流までさかのぼると，精神分析学の創始者の1人であるユングの診察室に行きつく。1932年，米国人のアルコール依存症患者ローランド, H. が，ユングから「私はあなたのことを治せない。宗教活動に参加してみたら，もしかしたら回復するかもしれない」と示唆を受けたことが，そもそもの始まりである。ローランドは，半信半疑のままスイスから米国に戻り，オクスフォード・グループに身を投じて，他者への奉仕活動を始めた。そして断酒が継続できるようになった。ローランドが奉仕活動の中で助けたアルコール依存症患者の1人に，ビルを訪ねて来たエビィがいたのである。

第5章　断酒外来における「断酒継続3本柱」

Column | 2

断酒会の歴史

断酒会は，1963年，松村春繁（当時58歳）らによって全日本断酒連盟として結成された。その前身は，1958年，松村と小原寿雄の2名で結成した高知断酒新生会である。

松村は高知県の貧しい農家の次男として生まれた。20歳頃より，革新系の若手政治家として政治運動を開始し，明晰な頭脳と卓抜した行動力で，地域の青年たちのリーダー格となった。社会民衆党（現・社民党）が結成されるとすぐに参加し，同党の高知県連の書記長にまでなった。参議院地方区選挙にも立候補し，惜敗はしたものの，革新系若手政治家の旗頭として約3万票の得票を得ている。

松村は若い頃から酒豪としても有名であった。次第に酒の問題が頻発するようになり，党からも友人たちからも相手にされなくなった。教師をしていた妻，文子のヒモのような生活をするようになった。松村は町会議員選挙にも立候補したが，選挙期間中も酩酊状態であった。結局，松村にはたった4票しか入らなかった。松村が文子に「俺も落ちぶれたものだ。しかし俺とお前の他に，あと2票は誰が入れてくれたんだろうな」と尋ねたところ，文子は松村に「私もあんたに入れませんでしたよ」と答えたという。

松村には次第に被害妄想や幻覚が出るようになった。機動隊と自衛隊が合同して自分を攻めてくるという被害妄想に囚われ，押し入れに立て籠り，見えない敵に応戦したこともあった。激しい抑うつ状態にも陥り，自殺企図を何度も行った。精神病院に5回入院したが，それでも彼は断酒を続けることができなかった。

松村の主治医は下司孝麿といい，アルコール依存症の医療に熱心な医師だった。松村の治療に手を焼いていた下司は，米国で脚光を浴び始めていたA.A.の話を聞きつけ，A.A.の活動に詳しかった小塩完治を高知に招いた。そして小塩の講演会に松村と小原とを参加させた。講演に感銘を受けた松村は，小原とともにその場で高知県断酒新生会を旗揚げした。下司は断酒会顧問に就任し，私財を投げ打って断酒会活動に協力した。

断酒会を始めてから松村自身の断酒は続くようになっていたが，A.A.を手本にして会を運営しても，断酒を続けられる会員はほとんどいなかった。かつて革新系若手政治家の旗手であった松村の闘志に火がついた。彼は，断酒会活動に日本独自のカラーを出していくことを決意する。

まず，断酒例会（断酒ミーティング）

の中身を変えた。断酒の決意や将来への希望を堂々と述べる会員ほど再飲酒しやすく，過去の自分の恥や過ちをとつとつと語る会員ほど断酒が継続できているという事実に，松村は気がついていた。松村は，「断酒例会は体験談に始まり体験談に終わる」という原則を作った。

　次に，家族の同伴参加を積極的に勧めた。家族と一緒に参加している会員のほうが，長期間の断酒が続けられていることを松村は認識していた。

　松村のリーダーシップの下，高知断酒会の活動は軌道に乗り始め，断酒に成功する会員が続々と出てくるようになった。高知断酒新生会が産声を上げた1958年の1年前，東京にも「断酒友の会」（1963年に東京断酒新生会に改名）という自助組織が結成されていた。会長は大野徹といい，東京大学を卒業した人であった。1963年，大野の妻が主催する「白菊禁酒婦人会」の会員8人が，高知断酒新生会の家族と交流するために高知を訪れた。これを機に，全国組織を作ろうという機運が急速に高まった。そして1963年11月10日，「高知断酒新生会」と「東京断酒新生会」という2つの断酒会が手を結び，「全日本断酒連盟」

が発足した。初代会長には松村が就任した。A.A. のニューヨーク本部からも祝福のメッセージが送られてきた。

　その後，松村は，「日本全国に断酒会を作るべきだ」という理念を掲げ，全国行脚を開始した。相談の手紙が来ると，運賃の安い夜汽車に乗ってその患者に会いに行った。ときには途中駅で下車して駅のベンチで患者に会い，相談に乗った。そしてその地方に断酒会を作ることを説いた。こうして日本において断酒会は急速に発展していった。

　断酒会が拡大していった背景には，かつて政治家であった松村の組織作りの手腕が大きかった。それに加えて日本の場合は，アルコール依存症医療に理解のあった日本各地の医師たちの協力も不可欠であった。医師たちは自分の患者たちに，その地方に断酒会を作ることを強く勧めた。医師たち自身は黒子役に回り，ときには経済的な援助も行った。米国で生まれた A.A. と異なり，日本においては，患者たちと医師たちとの二人三脚の協力関係によって，自助グループ「断酒新生会」は発展を遂げていった。

第 **6** 章

断酒外来の
具体的な進め方

前章に引き続き，断酒外来について述べる。

断酒外来の進め方における２つのコツとして，

「回復へのロードマップの把握」と，

「病識を育てていくこと」について解説する。

断酒外来を行うための2つのコツ

　断酒外来は，減酒外来よりも少し難しい。

　しかし一部の「アルコール依存症を専門とする」医師だけでは，107万人ものアルコール依存症患者に対応できないことは明らかである。筆者が本書を書いた理由の一つは，「アルコール依存症を専門としない」多くの医師の方々にも，断酒外来に取り組んでもらいたいと思うからである。

　断酒外来のコツは2点ある。

　1点目は，断酒を始めたアルコール依存症患者が回復していく過程には，一定の段階のようなものが存在することを知っておくことである。医療者が回復へのロードマップを把握していれば，今後どのような問題が出現してくるのか，医療者は前もって患者に説明することができるようになる。優秀な道案内役を務めることができる。

　回復の各段階についてはいろいろな分類の仕方があるが，本書においては，今道裕之[59]の分類を参考にし，「解毒期」「静穏期」「再飲酒危機期」「安定初期」「安定期～発展期」とした。

　2点目は，「アルコール依存症の治療とは，アルコール依存症であるという病識を育てていくこと」という基本コンセプトを，常に念頭に置いておくことである。断酒外来とは，患者の中にある「病識」を発見し，「病識」を育て，「病識」を維持し，「病識」を深化させていくプロセスのことである。前章で述べた「断酒継続3本柱」は，「病識」を育てていくためのツールである。

断酒外来初日（1）
病識を発見することを意識する

　「病識」を育てていくために，まず医療者がやらなければならないこ

とは，患者の中に萌芽している病識を「発見」するということである。

　患者の中には，家族がアルコール外来への受診を勧めただけで，「俺をアル中扱いする気か」などと怒り出してしまう人もいる。このような患者にまったく回復の見込みがないかというと，決してそんなことはない。むしろ回復の可能性が広がってきていると考えるべきである。

　患者は痛いところを突かれたから怒る。もし患者が，心底から「自分はアルコール依存症ではない」と思っていたら，断酒外来に堂々とやって来て，医師の勧告など自信満々に突っぱねるだろう。心のどこかに，「自分の飲み方はおかしいのではないか」という小さな「病識」が萌芽してきているからこそ，患者は受診に対して頑なな拒絶反応を示す。患者は専門家から「あなたはアルコール依存症です」と宣告されることが怖いのである。

　断酒外来では，初診予約の「ドタキャン」も多い。「ドタキャン」はクリニックを運営する側としては迷惑な話だが，「ドタキャン」もまた，患者の「病識」を巡る葛藤の表現に他ならない。どこまで許容するかという現実的な問題はあるが，筆者は3回の「ドタキャン」を繰り返した後に，4回目の初診予約にて，ようやく本人が外来に登場し，そこから断酒が軌道に乗ったというケースを何例か経験している。

断酒外来初日（2）
初診してきた患者に敬意を持つ

　初診において医療者が留意すべきことは，断酒外来にやってきた患者に対して敬意を持つことである。

　第3章において患者の現病歴とは，患者の「プライド」と「アルコールの魔力」との間の相克の歴史であると書いた。患者は，「自分の力では飲酒をコントロールすることができない」という敗北感や屈辱感を抱えて，断酒外来の門をくぐる。

　医療者は，初診に至るまでの患者の様々な葛藤について，思いを巡ら

すべきである。そして断酒外来にやってきた患者の勇気をねぎらうべきである。

「たかが初診」と侮るべきではない。「断酒外来を初診する」という行動は，アルコール依存症からの回復において，最初の関門にして最大の関門である。

大げさに言えば，患者は，新しい生き方への「移行のとき」を迎えている。初診日は，移行するための象徴的な「１日」であり，新しい人生の「誕生日」でもある。誕生は，祝福を持って迎えられるべきである。アルコール依存症の治療において，初診はそれほど重要である。

断酒外来初日（３）
断酒外来における「ミニ講義」

断酒外来初日において病歴聴取を進めていく手順は，第３章の「減酒外来初日（１）〜（７）」の流れと同じである。すなわち，（１）受診に至った経緯（困っている問題）について聞く，（２）過去１年間の飲酒状況について聞く，（３）仕事，家族，生活歴，飲酒歴，現病歴などを聞く，（４）血液検査を行う，（５）アルコール依存症スクリーニングテストを行う，（６）アルコール依存症についての「ミニ講義」を行う，（７）治療方針を定める，という順である。（７）において，患者が「断酒外来を始めてみよう」と意志表示すれば，以後は断酒外来として診察を進めていく。

第３章で述べた通り，「ミニ講義」を行う際のコツは，患者を非難したり攻撃したりすることなく，中立性，共感性を持った態度で接することである。診察前には「絶対に断酒しない」と息巻いていた患者が，医療者の中立的な「ミニ講義」を聞いた後に，「自信はないが断酒にトライしてみようと思う」と断酒意志を表明することは意外にある。

「ミニ講義」の内容については，減酒外来の場合と同様であるが，患者が重度の内科的合併症を持っているときは，筆者はパソコンやスマー

トフォンなどで検索した画像を患者に見せることもよくある。

　たとえば肝硬変の患者であれば，ゴツゴツに変形した肝臓の写真，腹水によりカエルのようにお腹が膨れあがってしまった人の写真，黄疸で全身が黄色く染まっている人の写真，怒張した食道静脈瘤や腹壁静脈瘤の写真などを見せる。糖尿病の患者であれば，失明寸前の網膜の写真や，どす黒く変色した下肢の切断写真などを見せる。ときには，患者が数年後にどの程度死亡しているかを示すグラフを見せたりすることもある。これらは脅しのようでもあるが，多くの患者は，肝硬変や糖尿病を甘く見過ぎている。「病識」を育てていくということを考えた場合，患者の視覚に訴えることは有効である。

断酒外来初日（4）
「断酒継続3本柱」を提示し，どれを使っていくかを暫定的に決定する

　患者が断酒の意志を表明したら，医療者は，「断酒継続3本柱」を提示し，それぞれについての具体的な説明を行う。「断酒継続3本柱」とは，第5章で記した通り，①薬物療法，②個人精神療法，③集団精神療法の3本である。このうち個人精神療法については，詳しい説明を要することは少ないが，薬物療法や集団精神療法については，患者が理解できるように丁寧に説明する必要がある。

　ここで重要なことは，患者の希望に合わせて，臨機応変に治療手段を選択していくことである。むろん「断酒継続3本柱」の3本とも行うほうが望ましいが，患者の中には薬を飲むことが嫌いな人や，集団の中に入ることに恐怖感を感じる人もいる。医療者は患者に対して，「3本柱のうちのどれを選ぶかは患者自身に選択権があること」「一度始めても嫌になれば途中でやめてもよいこと」「最初は選ばなかった治療法を途中から始めてみてもよいこと」などを保障するべきである。

　いろいろなパターンが考えられるだろう。たとえば「薬は飲みたくない」という患者に対しては，②個人精神療法と③集団精神療法の組み合

わせを提案する。逆に「集団の中に入るのは嫌だ」という患者に対しては，②個人精神療法と①薬物療法との組み合わせを提案する。もちろん，②個人精神療法だけで開始する場合もある。

　断酒外来は「病識」を育てていくことが目標である。医療者が考えるべきことは，３本柱のうちのどの方法が，患者の「病識」を育てていく上で有効に働くかを的確に見極めて，患者に提示していくことである。初診における「断酒継続３本柱」の説明の例を以下に述べる。

　アルコール依存症に対する有効な治療手段として「断酒継続３本柱」というものがあり，この３本のうちのいずれかを使って，○○さんの断酒継続を支えていくことになります。

　１本目の柱は，薬物療法です。

　まず，断酒を開始するための薬物療法としては，抗不安薬や睡眠薬を使用して，アルコールによる離脱症状を緩和していくことを目指します。次に，再飲酒を予防するための薬物療法としては，渇望抑制薬と呼ばれる薬物と，抗酒薬と呼ばれる薬物の２種類があります（以下，それぞれの薬物療法についての説明を行う［詳細略］）。

　２本目の柱は，医師の定期的な診察です。断酒を始めたばかりの頃は，離脱症状などの予期できない様々な問題が起こってくることが多いですから，しばらくの期間は，頻回に通院していただくことになります。診察では，薬の調整などの他，簡単なカウンセリングのようなものも行っていきます。断酒が軌道に乗ってきたら，少しずつ通院の間隔を伸ばしていく予定です。

　３本目の柱は，断酒ミーティングへの参加です。これには，自助グループに参加してみる方法と，当院で行っているアルコールデイケアにときどき参加する方法とがあります。いずれも見学が可能です。自助グループに参加する場合は，どこでどのようなミーティングが行われているのか，今月分の予定表がありますので，コピーを差し上げる

ことが可能です（以下，集団精神療法についての説明を行う［詳細略］）。

以上が断酒継続 3 本柱です。

最初にお話しした通り，これらはあくまでも治療方法の選択肢であって，義務ではありません。もちろん定期的な診察は続けていただくことになりますが，残りの 2 つについては，○○さんの自由意志を尊重します。一度始めてみて，自分には合わないと思ったら，途中で中止することも可能です。

それでは，暫定的で構いませんので，とりあえずどの方法を使って治療していくか，相談して決めていきましょうか。

断酒外来初日（5）
初診日の処方と，次回の外来の約束

断酒を開始してからの数日間は，強烈な飲酒渇望や，不眠，不安，手指振戦，発汗などの離脱症状が出現しやすい。これらの症状が出現する可能性が高いと判断される場合は，医療者は患者の同意を得た上で，ベンゾジアゼピン系，ビタミン B 群などの薬物を，次回の診察日の分まで処方する。これらの症状は日にちが経つにつれて次第に軽快していくことをあらかじめ説明しておけば，患者は自分の今後の病状について見通しが立つだろう。

次回の外来日については，できれば初診日の翌週に設定することが望ましい。患者に対して，「断酒ができてもできなくても，とにかく 2 回目の外来には来てください」と励ましておくことも重要である。アルコール依存症は，自分の意志を超えて飲酒してしまうことがその症状であり，たとえ患者が次回のときに断酒ができていなかったとしても，決して非難されるべきことではないからである。

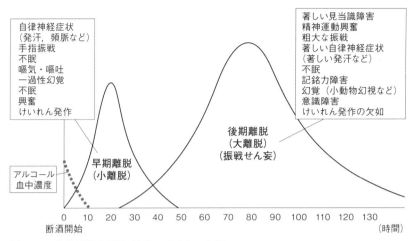

図6-1 急性離脱症候群（文献60をもとに改変）

断酒開始1週間後（解毒期）

　断酒を開始してから数時間〜1日〜1週間〜1ヵ月程度の時期のことを，解毒期と呼ぶ。アルコール血中濃度が急激に低下することで，脳内のバランスが崩れ，急性離脱症候群が出現する時期である。そのため解毒期は離脱期と呼ばれることもある。

　「断酒外来を初診する」という最初の関門を乗り越えてきた患者にとって，解毒期は次の関門となる。この関門もなかなか厳しい。

　急性離脱症候群を患者に説明するには，古典的な文献になるが，Victorら[60]の図（図6-1）がわかりやすい。急性離脱症候群は，「早期離脱（小離脱）」と「後期離脱（大離脱）」との2つの時期に分かれる。

　このうち「早期離脱」は，断酒開始6時間後頃から始まり，20時間後頃にピークを持つ症候群である。この時期には，発汗や頻脈などの自律神経症状，手指振戦，不眠，不安，嘔気，嘔吐などの症状が出現する。

ときに強直間代性のけいれん発作が出現することもある。多くの患者が，この「早期離脱」の苦しさに耐えきれず，連続飲酒状態から抜け出せなくなっていることは先述した通りである。

「後期離脱」は，「早期離脱」より少し遅れて出現し，断酒開始72〜96時間後頃に症状のピークを持つ症候群である。著しい見当識障害，精神運動興奮，粗大な全身の振戦，著しい発汗，不眠，記銘力障害，小動物幻視などの症状が出現し，いわゆる振戦せん妄（アルコール離脱せん妄）の状態を呈する。これらの症状が出現した場合は，至急に入院治療を検討しなければならない。

振戦せん妄は，ICUなどの救急医療の現場において問題化することが多いが，クリニックで行う断酒外来においては，これらの症状が出現することは意外に少ない印象がある。自宅という慣れ親しんだ環境のまま断酒を開始できるということが，予防効果を果たしている可能性は考えられる。

2回目の外来診察において，医療者は処方の再調整を行う。依然として不眠や不安などの離脱症状が強烈に存在している場合はベンゾジアゼピン系を増量し，逆に日中の眠気やだるさが強くなっている場合は減量を行う。以後，当面は1週間毎の外来診察を継続し，処方の微調整を行っていく。

断酒開始1ヵ月後（静穏期）

断酒を開始して1ヵ月程度が過ぎると，患者の断酒は軌道に乗ってくる。強烈な飲酒渇望は次第に減少し，まるで憑き物が落ちたかのように，まったく飲酒欲求を感じなくなる人もいる。患者はしばしば「酒のことなど忘れた。頭に思い浮かぶことすらない」「十分に懲りた。もう酒はやめる。やめる自信もある」などと感想を述べる。

この時期のことを静穏期と呼ぶ。激しい飲酒渇望の嵐が過ぎ去った後

の，凪のような状態をイメージしてもらえばわかりやすい。

　静穏期は，一見すると健康を回復しているように見えるが，実は，多くの未解決の問題が山積みのまま残されている時期でもある。たとえば崩壊寸前の家庭，居場所がなくなっている職場，傷みきった健康状態，困窮した日々の経済生活，多額な借金の返済義務などである。

　患者は，これから断酒を継続することと並行して，様々な問題に粘り強く対応していかなければならないのだが，静穏期においては，これらの問題に対する「病識」を十分に持っていない。

　さらに患者は，「自分は飲酒コントロール障害である」ということについての「病識」も欠如している。患者は「あのときのようなひどい連続飲酒の状態には二度と戻りたくない」と思っている一方で，必ず心のどこかで「あのときはたまたま飲み過ぎてしまっただけ」「気をつければ次はうまくコントロールして飲めるはず」という考えも合わせ持っている。

　考えてみれば，これは当たり前の感覚かもしれない。残念ながら患者は「頭の中の壊れたブレーキ」を実際に目にすることができない。離脱症状の激しい嵐が過ぎ去り，通常の日常生活が戻ってくればくるほど，「自分も普通の人と同じように普通に飲酒ができるのではないか」と油断してしまうことは当然であろう。

　静穏期の患者は治ったのではない。単に彼は，「山型飲酒サイクル」の「谷」の時期にいるだけである。回復への旅路は，まだ始まったばかりである。

断酒開始３ヵ月〜１年後（静穏期と再飲酒危機期の繰り返し）

1．再飲酒危機期の出現

　断酒を開始してからの患者は，当然，静穏期のままではいられない。患者は些細なきっかけで，強烈な飲酒渇望に襲われる。

188 第6章　断酒外来の具体的な進め方

　このように再飲酒の危険性が高まる時期を，再飲酒危機期と呼ぶ。断酒を開始してから1年程度は，患者には波状的に再飲酒危機期が訪れる。言い換えると，静穏期と再飲酒危機期とを繰り返しながら，患者は少しずつ回復に向かっていく。

　最初の1年間において，しばしば出現してくる再飲酒危機期を乗り切っていけるかどうかが，アルコール依存症からの回復の旅路において，解毒期に次いでの関門となる。

2. 断酒開始後3ヵ月の壁

　再飲酒危機期は，患者が断酒を開始してから断続的に出現してくる。断酒開始1ヵ月後，3ヵ月後，6ヵ月後，1年後などの区切りのときが危ないが，筆者は患者に対して，「まず断酒開始後3ヵ月の壁を乗り越えましょう」と説明することが多い。

　断酒外来においては，断酒開始後3ヵ月までの間に再飲酒危機期に飲み込まれ，元の連続飲酒の状態に戻ってしまう患者が少なくないからである。「断酒開始後3ヵ月の壁」は，断酒外来を開始してからの，とりあえずの短期目標になるだろう。

3. 断酒外来からのドロップアウト

　断酒外来において，医療者が気をつけなければならないことの一つに，患者の断酒外来からのドロップアウトがある。

　断酒が軌道に乗ってくると，患者は「断酒外来などにわざわざ通わなくても自力で断酒を続けていける」と思いがちである。次第に，外来予約をキャンセルすることが多くなり，じきに外来に現われなくなる。

　患者が自力で断酒を継続できるのであれば問題はない。しかしアルコール依存症はそんなに簡単な病気ではない。断酒外来からドロップアウトしてしまった患者のほとんどは，必ずどこかの時点で再飲酒をする。そして再び連続飲酒の状態に陥っていく。

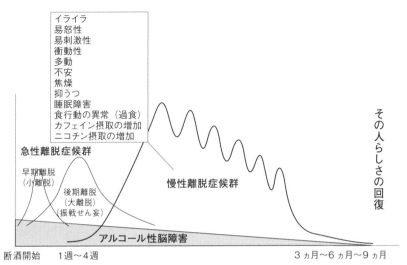

図6-2　慢性離脱症候群（遷延性退薬徴候／断酒後情動障害）（文献61をもとに改変）

　ドロップアウトを防ぐための対策の一つは，初診において行った「ミニ講義」を，機会あるごとに繰り返すことである。患者は「自分が再飲酒することなど信じられない」という顔をするが，あらかじめ情報を与えておくことは重要である。アルコールデイケアや自助グループへの参加が再発予防に大きな役割を果たすことは，第5章で述べた通りである。

4．慢性離脱症候群（遷延性退薬徴候／断酒後情動障害）

　患者が断酒を開始し，「早期離脱」と「後期離脱」という急性離脱症候群の2つの山を抜けた後にも，患者には波状的に情動の不安定さが出現する。具体的には，イライラ，易怒性，易刺激性，衝動性，多動，不安，焦燥，抑うつ，睡眠障害，過食，カフェインやニコチンの過剰摂取などの症状群である（図6-2）[61]。これらの症状は，遷延性退薬徴候とも断酒後情動障害とも呼ばれるが，急性離脱症候群とも似ているため，対比させて慢性離脱症候群と呼ばれることもある。

190　第6章　断酒外来の具体的な進め方

　慢性離脱症候群の出現は，容易に再飲酒に結びつく。患者は再飲酒危機期を迎える。

　医療者は患者に対して，断酒を開始してから1年間程度は，そのような症状が出現しやすいことを予告しておくべきである。筆者の場合，「血液中からアルコールは抜けたかもしれませんが，長年，酒浸りになっていた脳ミソからは，そう簡単にはアルコールは抜けません。油断はまだまだ禁物です」などといった表現を使ったりする。

　慢性離脱症候群の生物学的メカニズムとしては，脳内のグルタミン酸神経系の慢性的な過剰興奮状態が成因として推定されている。これらに対しては，アカンプロサート（商品名レグテクト）が予防効果を発揮する可能性があるだろう。

5. マイナスからのスタート

　人が挫折からの再起を図るとき，しばしば「ゼロからのスタート」という表現が使われる。しかしアルコール依存症からの回復においては，多くは「マイナスからのスタート」となる。

　患者が断酒を開始し，次第にしらふに戻っていくにつれ，患者には，アルコールによって引き起こされていた様々な現実的問題が見えてくるようになる。酔いから醒めて見えてくるものは決してユートピアではない。それは，酒の猛威によって荒れ果てた寒々とした現実である。しばしば患者は，いったいどこから手をつけてよいのか途方に暮れ，荒涼とした現実の前で茫然とたたずむ。

　えてして患者は焦りがちになる。自分が抱えるすべての負債を，患者は一挙に返そうとする。たとえば借金を返済するために，あまりにも無謀な仕事に就いたりもする。そしてうまくいかないと，患者は全部を投げ出してしまう。連続飲酒が繰り返され，患者の負債はさらに膨らんでいく。可能であれば，断酒を始めて少なくとも1年程度は，断酒継続を最優先にして生活すべきである。具体的には，差し迫った問題以外はな

るべく先送りにし，仕事はなるべく抑え目にし，日中はアルコールデイ
ケアなどに通い，夜間は自助グループ巡りなどをするべきである。

　それでなくても患者には，慢性離脱症候群などが波状的に襲ってくる。
焦りは禁物である。断酒開始後1年間は，「しらふの生活（土台）作り」
に専念すべき時期である。

　とはいえ多くの患者にとって，1年もの長い期間，療養生活に専念す
るだけの経済的余裕がないことも事実である。医療者には，「今すぐに
行わなければならないこと」と「先に延ばしてもよいこと」を峻別し，
患者に適切な助言を与えていく役割が求められる。

6．患者が再飲酒の危機を迎えるとき：HALT に気をつけよ

　コーピング・スキルズ・トレーニングの項でも述べたが，「飲酒したい」
という欲求が起こってくるとき，たいていその前に患者は無防備に「引
き金」を引いてしまっている。

　「引き金」は，「内的な引き金」と「外的な引き金」とに分けられる。「内
的な引き金」とは，怒り，不安，孤独などの内的な感情や，頭痛や歯痛
などの身体状態のことをいう。「外的な引き金」とは，たとえばよく酒
を買っていたコンビニであるとか，飲み友だちに会ってしまったときと
か，飲酒と密接に結びついていた行動習慣や生活環境などのことである
（表6-1）[62,63]。

　自分にとって何が「引き金」になりやすいのかを，日頃から患者に意
識させておくことは重要である。そして「引き金」に打ち勝とうとする
よりも，断酒後1年程度は，「引き金」から逃げることを考えたほうが
賢明である。たとえば「飲み会には行かない」「飲み友だちには会わな
い」などである。

　A.A. においては，「HALT に気をつけよ」という古くからの格言があ
る。H は hungry（空腹），A は angry（怒り），L は lonely（孤独），T
は tired（疲れ）の頭文字であり，これらを合わせて HALT（ハルト）

192 　第 6 章　断酒外来の具体的な進め方

表 6-1　飲酒欲求の「引き金」（文献 62, 63 をもとに改変）

内的な引き金（例）	外的な引き金（例）
心	＊歓楽街のざわめき
＊不安や焦りを感じたとき	＊新幹線の車内
＊孤独感を感じたとき（lonely）	＊テレビの酒の CM
＊怒りを感じたとき（angry）	＊よく酒を買っていたコンビニエンスストア
＊疲れたとき（tired）	＊いつもビールを飲んでいたラーメン屋
＊劣等感や無力感を感じたとき	＊よく食べていたつまみ
＊自己嫌悪を感じたとき	＊パチンコで勝ったとき
＊退屈なとき	＊天気のいい日曜日の午後
＊達成感を感じたとき	＊家族が外出していて，留守番をしているとき
＊安心したとき	＊給料日
身体	＊残業からの帰り道
＊頭痛・歯痛・腰痛・神経痛	＊いつも飲みながら聴いていた音楽
＊空腹（hungry）	＊映画館の中
＊風邪	＊出張先のホテル
＊怪我・骨折	＊飲み仲間に会ったとき
＊不眠	＊デートのとき
	＊行きつけのバー

と呼ぶ。いずれも飲酒欲求の「引き金」となり得るものであり，これら
に対して十分に気をつけなさいという教訓である。対策としては，「お
腹がすいたら，食べたり飲んだりしてお腹をとりあえず満たす」「怒り
を感じたら，誰か信頼できる友人などに話を聞いてもらう」「孤独にな
らないように，定期的に断酒仲間などに会うことを考える」「仕事など
で頑張り過ぎず，疲れをためないようにする」などであろう。

7. 再飲酒の起こり方

　再飲酒してしまうことを A.A. などではスリップ（slip）と呼ぶ。「順
調に断酒を続けていた患者が油断して滑ってしまう」というような意味
合いで使われている。

　スリップ（再飲酒）してしまうと，ほとんどは 1 回きりでは終わらず，

患者は次第に連続飲酒の状態に陥っていく。ちなみにスリップの原義は，「Sobriety loses its priority（酒を飲まない生き方が，その優先順位を失う）」の頭文字Ｓ・Ｌ・Ｉ・Ｐをつなげたものである，という説がある。

　患者が連続飲酒状態に至るまでの経過には，おおむね特徴がある。

　まず患者には，再飲酒に向けての準備状態が生じてくる。酒を飲んでいなくても，患者は知らず知らずのうちに，飲酒していた頃の生活パターンに戻ってしまいがちである。たとえば過度に多忙であったり，過度にせっかちであったり，なんとなくイライラしていたりすれば，それは危険なサインである。患者が実際に再飲酒をしてしまう前から，再飲酒のプロセスは始まっているともいえる。

　そして患者は，何らかの「引き金」を引き，再飲酒をする。患者はもしかすると，１回目の再飲酒においては，コントロールしてうまく飲めるかもしれない。しかし１回目の再飲酒がうまくいけば，患者は必ず２回目の再飲酒をしようとするだろう。そして２回目の再飲酒がうまくいけば，必ず３回目の再飲酒をするだろう。知らず知らずのうちに患者の飲酒渇望は復活し，増大していく。見かけの節酒期間を過ごすうちに，いつのまにか患者の考え方は，連続飲酒していた頃のアルコール中心的なものに戻ってしまっている。気がつけば，患者は再び元の状態にいる（図１−７）。

　再飲酒してから連続飲酒状態に陥っていくまでの時間は，患者によって様々である。半年ほどの時間をかけて徐々に連続飲酒状態に移行していく人もいれば，再飲酒してからわずか数日で酒浸りの状態に舞い戻ってしまう人もいる。

8. 再飲酒への対応

　断酒外来において，再飲酒は絶対に避けなければならないものであるが，実際には多くの患者が再飲酒をする。アルコール依存症とはそういう疾患である。むしろ医療者は，「患者は再飲酒をするものである」と，

あらかじめ覚悟しておいたほうがよいかもしれない。

　患者が再飲酒してしまうと，医療者は患者から裏切られた気持ちにもなる。患者のことを非難したくなったり，「やっぱりこの人はダメな奴だった」と見放したい気持ちに駆られたりもする。しかし，再飲酒してしまった患者を攻撃したり軽蔑したりすることは，やってはならないことである。

　患者は医療者の気持ちに対してひどく敏感である。医療者が心の奥底で患者を軽蔑してしまえば，患者はいずれ断酒外来に来なくなるだろう。なぜなら再飲酒してしまった患者のほとんどは，情けなさや罪悪感の感情を強く持っており，自分自身のことをひどく軽蔑しているからである。アルコール依存症患者はうつ病患者と同じく，「全か無か」「白か黒か」「百かゼロか」の二者択一的思考をする傾向があることは，第2章に述べた。断酒に失敗したことで，患者が罪悪感の虜になり，自暴自棄的に連続飲酒にのめり込んでいくのはよく見られることである。

　医療者は，患者の二者択一的思考に巻き込まれてはいけない。患者が失敗したときこそ，医療者の「二者択一的ではない」やわらかな思考が試される。

9．再飲酒を回復に生かす

　再飲酒してしまった患者が断酒外来を受診してくるとき，すでに連続飲酒状態に陥っていることも少なくない。離脱症状が強く出現している場合は，初診のときと同じように，ベンゾジアゼピン系，ビタミンB群，ときには抗酒薬なども併用して，連続飲酒状態から離脱させることが当面の治療目標となる。

　治療は振り出しに戻り，通院間隔も毎週1回からのやり直しとなる。患者は恥に思うかもしれないが，医療者は中立的，共感的な態度で，患者に対応するべきである。人が変化する過程はらせん状に進行する。同じところを回っているように見えて，患者の中で回復は少しずつ進んで

いる。

　再飲酒が，回復における大きな転換点となることも多い。もちろん再飲酒はしないほうがよいに決まっているが，再飲酒してしまったことがきっかけで，停滞していた患者の「病識」は，しばしば一気に進展する。たとえば連続飲酒から抜け出した後で，「先生が飲酒コントロール障害だと言っていた意味がようやくわかった」と言う患者は多い。

　患者にとって，医療者からの医学的説明は，しょせんうわべだけの知識にしか過ぎなかったのであるが，自らが苦い失敗をすることで，今，初めて，知識は実感として患者の中ですとんと腑に落ちたのである。

10．否認していた感情に気づかせる

　依存症患者は，自分の感情や葛藤を言語化したり意識化したりすることが苦手な失感情症（alexithymia）の傾向が強いことが指摘されている。

　患者に感情がないのではない。患者は，孤独，不安，怒り，悲しみ，無力感，劣等感といった負の感情を，無意識の奥に封じ込めている。自分が傷つき自分が壊れてしまうことを怖れて，患者は「感情を感じない」ようにして生きているのである。

　そんな患者にとって，アルコールはぴったりとはまる魔法の薬であった。鎮痛薬が身体の痛みを感じなくさせるように，アルコールは，本来は感じるべき負の感情を麻痺させ，心の痛みを感じないようにさせてくれる。いわば心に作用する麻酔薬のようなものである。もともと失感情症の傾向を持った患者は，さらにアルコールを使うことで感情を麻痺させ，孤独な自己治療をして生き延びてきた。しかし今やその戦略は限界が来ているのである。

　アルコール依存症患者における再飲酒も，そのような文脈で考えるとわかりやすい。

　患者は心理的葛藤を自分の内面で処理しきれなくなると，再飲酒という方法で対処しようとする。再び心に麻酔をかけようとする。再飲酒

は，摂食障害における過食や，境界性パーソナリティ障害におけるリストカットなどと同じく，「行動化（acting out）」という患者なりの防衛機制なのである。

　アルコール依存症からの回復過程において，患者はこういった自分の中の負の感情にも気がついていかなければならない。アルコール依存症の回復とは，患者がこれらの負の感情を感じられるようになっていく過程のことでもある。

　一例を挙げる。筆者の患者の1人は，治療を開始した当初は，筆者の問いに関して「ストレスなど何もない」「水を飲んだり食事をしたりするように，ただ習慣的にアルコールを飲んできただけ」と語るのみだった。治療が始まっても，患者はしばしば連続飲酒になることを繰り返していた。

　しかし断酒外来の中で面談を続け，治療関係が深まっていくうちに，患者はぽつりぽつりと生活史上の様々な問題を語るようになり，日常生活上の様々な生きにくさを語るようになった。患者は今まで無意識に否認していた様々な感情を発見していった。そして様々な感情を表出できるようになるのと同時並行的に，患者は次第に飲まないでも過ごしていけるようになっていった。

　受容的な態度を持って患者の安全性を保障しつつ，患者が否認していた葛藤を言語的に膨らませていくことが，断酒外来における精神療法である。

11.「しらふ生活」よろず相談外来

　断酒生活が軌道に乗ってきた患者に対してどのように面談を進めていくのかは，医療者の個性により様々である。筆者の場合，最初は断酒継続の話題から入り，次第に日常生活の話題に広げていくという形をとることが多い。

　以下に面談例を示す。面談の中には薬の調整などについての話題など

も当然入ってくるが，ここでは省略している。

【症例】 48歳男性

医療者：どうですか。断酒を続けていますか？

患者：はい。おかげさまで順調です。

医療者：飲酒欲求を感じることはありますか？

患者：飲酒欲求は，断酒を始めたばかりの頃に比べるとだいぶ少なくなりましたね。もう半年経ちましたからね。飲まない生活が習慣になってきたという感じです。

医療者：日常生活の中で，ものすごく飲みたくなってしまうときや，飲んでしまいそうなときなどはありますか？

患者：テレビのCMとかですかねー。よく飲んでいたお酒のシリーズで，新製品が出ていたりするのを見ると，どんな味なのかなあとか，ちょっと気になりますね。

医療者：そんなときはどうされているんですか？

患者：さささっと，違うチャンネルに変えちゃいますね（笑）。あとは飲みたくなったら，甘いものを食べることとかかな。最近，だいぶ甘党になってしまって，それはそれで困ってますよ（苦笑する）。断酒を開始した頃に大量に飲んでいたノンアルコールビールは，今ではだいぶ少なくなりました。先生にも注意されたしね……。それから最近，早朝に1時間，走り始めました。気持ちがいいし，気分転換になりますね。体重が半年で3kgも減ったんですよ。

医療者：飲み会とかはどうされていますか？

患者：基本的には出席しないようにしています。どうしても参加しなければならない飲み会には出ていますが，医者から止められていると言い訳して，ウーロン茶を飲んでます。最近は「飲まない人」としてだいぶ認知されてきましたから，その点ではずいぶん楽になってきましたね。

医療者：お仕事のほうはどうですか？　確かこの前の外来で，人事課長として，社員を何人もリストラしなくちゃならないとか，悩んでいらっしゃったけど。

患者：そっちの悩みは変わりありませんねー。今年度中に，早期退職者を少なくとも100人は募らなければならないんです。いくら退職金を上乗せするとはいえ，みんな，家庭もあるし，再就職も難しい時代ですからね。一人ひとりの顔を思い浮かべると，切なくなることがありますよ。

（中略）

医療者：息子さんのほうは？

患者：そっちも残念ながらあまり進展していません。学校には行ったり行かなかったりですかね。以前は僕がムキになって，息子のことをどやしつけたり，無理やり学校に連れて行ったりしていたけれど，それも息子のプレッシャーになっていたのかなあ。だから最近はあえて口出しをしないようにしています。妻のフォローは，僕なりにしているつもりだけれど。

（中略）

医療者：いろいろ大変ですねー。

患者：正直に言うと，何もかもほっぽり出して，死ぬほど飲みたくなってしまうことは，ときどきありますねー。昔の僕がそうだったようにね。でも，飲んだところで現実から逃げているだけで状況は何も変わらないし，かえって状況が複雑になるだけだから……。それがわかっているから，飲みませんけどねー。

上記の面談例において，まず医療者は患者に，断酒しているかどうかについて質問している。断酒外来なのであるから，断酒についての話題から始まるのは自然であろう。

患者はおおむね「断酒を続けています」「順調です」などと答えてく

れるが，中には「実は先週，再飲酒してしまいまして……」などと謝っ
てくる場合もある。その場合は，医療者は患者を非難することなしに，
再飲酒を巡る話題に移る。

　上記の面談例においては，医療者は次いで飲酒欲求の有無について尋
ね，さらに飲酒欲求が出現してくる可能性が高い状況とそのときの対応
法，飲酒に代わるストレスへの対処法などについての質問につなげてい
る。これも断酒外来における面談としては，自然な流れであろう。どの
ような場面が飲酒欲求の「引き金」となるのか予測ができれば，その場
面を未然に避けることができる。また，飲酒欲求が出てきたときの対処
法をいくつか用意しておけば，飲酒欲求をうまくかわしていくことが可
能になる。

　断酒外来における面談はここで終わりではない。上記の面談例におい
て，医療者はさらに，患者の断酒生活のあれこれについて話を展開させ
ている。これらは一見，世間話のようにも見えるが，断酒外来の神髄は，
実はこの日常生活を巡る会話の中にこそある。

　断酒すれば，すべてが万事うまくいき，ハッピーになるというわけで
はない。人生はでこぼこと続いていく。断酒をするということは，日常
生活の中で起こってくる様々なストレスを，しらふで直視し，しらふで
対応して生きていくということである。

　逆説的な言い方になるが，断酒外来においては，「断酒をしているか
どうか」は実はさほど重要ではない。断酒外来における目標とは，単に
酒をやめることではなく，大量飲酒により麻痺させていた様々な感情を，
患者が信頼できる誰かにきちんと語れるようになっていくということで
ある。

12. 魔の13ヵ月

　「魔の13ヵ月」というA.A.の中で伝わる格言を紹介しておく。本項
の「断酒開始3ヵ月～1年後」という期間からは少し外れてしまうが，

「魔の13ヵ月」とは，読んで字のごとく，断酒を開始して1年が過ぎ，断酒13ヵ月目に入ったときに，再飲酒の危険性が高まるという教訓である。「断酒1年」という達成感はときに危険である。「断酒して1年も経つのだから，そろそろ治っているのではないか」「少しなら飲めるのではないか」という油断が，患者には忍び寄ってくる。そしてアルコールの魔力は，そういった油断を的確に突いてくる。

　同様の理由で，長い休職からようやく復職が決まったとき，会社でやっていける自信がついてきたとき，別居していた家族と元の鞘に収まったとき，借金を返し終わったとき，子どもがようやく高校や大学に入学したときなども，再飲酒の危機となり得る。苦しいときのみならず，うまくいっているときにも落とし穴は待ち受けている。

13. ドライ・ドランク（dry drunk）：飲んでいない酔っぱらい

　ドライ・ドランクとはA.A.に伝わる言葉である。日本語に訳すと，「乾いた酔っぱらい」「しらふの酔っぱらい」「飲んでいない酔っぱらい」などになる。

　ドライ・ドランクの状態においては，実際には酒を飲んでいないにもかかわらず，患者には，飲んで酔っぱらっていたときと同じような症状，行動，言動，態度，考え方などが出現する。脳が「酔い」を覚えていて，飲んでいなくても何かの拍子に「酔い」の状態に戻ってしまうのである。しらふになっても，患者はまだ酔っぱらっている。

　酔い方には，その患者に固有の癖のようなものがある。たとえば，酔っぱらうと攻撃的で怒りっぽくなる患者は，ドライ・ドランクのときも同じように攻撃的で怒りっぽくなる。酔っぱらうと無気力になり自室にひきこもってしまう患者は，ドライ・ドランクのときもまったく同じようなひきこもり状態になる（表6-2）。

　患者がドライ・ドランクの状態を呈すると，当然，家族は戸惑うだろう。ときに家族は，患者が再飲酒してしまったのではないか，と疑いの目を

表6-2 「酔っぱらい」と「飲んでいない酔っぱらい」

drunk 酔っぱらい	dry drunk 飲んでいない酔っぱらい	
吐く息が酒臭く感じる		吐く息が酒臭く感じる
二日酔いの気分を感じる		二日酔いの気分を感じる
手が震えたり，寝汗をかく		手が震えたり，寝汗をかく
感情が抑えられない／衝動的		感情が抑えられない／衝動的
攻撃的で，怒りっぽく，キレやすい		攻撃的で，怒りっぽく，キレやすい
自己中心的で，自分勝手		自己中心的で，自分勝手
他罰的	飲んで いない が，	他罰的
自分が一番すごいと思う／他人が馬鹿に見える／万能感		自分が一番すごいと思う／他人が馬鹿に見える／万能感
テンションが高い／躁状態		テンションが高い／躁状態
金遣いが荒い／浪費傾向／すぐに借金をする		金遣いが荒い／浪費傾向／すぐに借金をする
ひきこもり／無気力／抑うつ状態		ひきこもり／無気力／抑うつ状態
逃避的		逃避的

向ける。あるいは「酒を飲んでも飲まなくても，結局，やっていることに変わりはないじゃないか」と，患者への軽蔑が強くなったりもする。ドライ・ドランクは，容易に再飲酒にも結びつく。患者はしばしばドライ・ドランクの状態から再発し，やがて本当に飲酒を始めて，元のドランクの状態に戻ってしまう。医療者は，アルコール依存症からの回復過程の途上で，ドライ・ドランクという現象が出現しやすいことを，患者や家族に説明しておくべきだろう。

　以下に，ドライ・ドランクの例をいくつか示す。

【症例】45歳男性，自営業

　本来は，繊細で他者に気を遣う性格。42歳頃より，酩酊すると自己中心的，他罰的となり，妻に対して暴言を吐くことが多くなった。飲むと気が大きくなり，女性のいる高級クラブに通い詰め，400万円の借金を作った。44歳のとき断酒外来を受診し，断酒を開始した。自営の仕事も再開したが，業績はなかなか軌道に乗らず，妻との関係も

改善しなかった。

　断酒を開始して３ヵ月目頃より，妻の些細な言動に対して発作的に激高して，口汚く罵ったり，妻の背中を蹴ったりする行動が再出現した。翌日は我に返り，妻に平謝りするが，同様のエピソードが繰り返された。断酒６ヵ月目頃より，「こんなに仕事で頑張っているのに妻が冷たい」「寂しさを誰かに聞いてもらいたい」と，妻に隠れて高級クラブに通うことを再開した。再び借金をするようになり，１ヵ月で50万円以上の金を浪費した。借金が発覚し，妻から離婚を切り出されたことを機に，飲酒が再開された。

　【症例】48歳女性，専業主婦

　16歳頃より摂食障害の既往があった。20歳より飲酒を始め，35歳頃より連続飲酒，異常酩酊，抑うつ状態，希死念慮，自殺企図などの症状が出現した。夫から厳しく金銭を管理されていたが，夫の財布から金を抜き取り，隠れて酒を買うことを繰り返していた。家庭内で次第に孤立し，長女，次女からも軽蔑されるようになった。47歳より断酒を開始。家族からの信頼を取り戻そうと，主婦として家事を切り盛りするようになったが，実母が脳梗塞で倒れ，ときどき実家に戻り介護もするようになった。夫の金銭管理は続いていたため，次第に生活費に困るようになった。夫に窮状を話すことができず，食材を買うために，長女や次女の財布から金を抜き取るようになった。やがて長女に見つかり，家族全員から非難されて，実家に戻された。抑うつ状態が強まり，自殺企図を行った。

　【症例】　50歳男性，研究員

　もともと有能な研究者であったが，45歳頃より，自らの仕事に対して行き詰まりを感じていた。47歳頃より，酒を飲むと連続飲酒状態となり，自宅にひきこもり無気力に飲酒を続けることが頻発するよ

うになった。連続飲酒をした翌日は，連絡なく仕事を欠勤することが多かった。産業医の指示で休職に入り，断酒外来への通院を開始した。

　経過が順調であったため，断酒を開始して6ヵ月後に復職を果たした。毎日，休まずに通勤していたが，上司や同僚からの目は冷たく，雑用のような仕事を割り振られた。復職して2ヵ月目（断酒8ヵ月目）のある朝，突然，無気力状態に襲われ，職場に連絡することなく欠勤した。上司からの連絡にも応答することがなく，自宅でのひきこもりを続けた。1週間休み続けた後，再飲酒し，連続飲酒状態となった。仕事は再休職となった。

14. 断酒を開始してから出現してくる様々な精神症状

　断酒を開始してしばらくしてから，不眠，不安，抑うつ状態，躁状態，せん妄状態，けいれん発作など，様々な精神症状が出現してくることは，しばしば観察されることである。

　具体的には，断酒がようやく軌道に乗ってきたと思われた頃に，明らかな誘因なく，不安・抑うつ状態が出現したり，逆に，快活，多弁で，しばしば浪費傾向なども伴う躁状態が出現したりする。また，解毒期における振戦せん妄と同じような意識障害（遅発性せん妄）が，明らかな誘因なく出現してきたり，突発的なけいれん発作が起きることもある。これらの病態は，慢性離脱症候群の概念とも重なり，ドライ・ドランクとも重なってくる。同じ病態を違う切り口から表現している可能性も考えられるだろう。

　精神症状が重篤な場合は，薬物療法の出番である。以下に薬物療法の具体的な例を示すが，これらは保険適応外の使用も含んでいることを断っておく。

　1）不眠に対しての薬物療法

　不眠は断酒開始直後が最も著しいが，断酒が軌道に乗ってからも，長期間にわたり持続することがある。

依存性があるベンゾジアゼピン系を避けたい場合は，オレキシン受容体拮抗薬スボレキサント（商品名ベルソムラ）やメラトニン受容体作動薬ラメルテオン（商品名ロゼレム）などを使用する。筆者は，抗うつ薬であるトラゾドン（商品名レスリン，デジレル）やミアンセリン（商品名テトラミド）を睡眠薬としてよく使う。非定型抗精神病薬であるクエチアピン（商品名セロクエル），アセナピン（商品名シクレスト）や，漢方薬である酸棗仁湯などを使用することもある。

2）抑うつ状態に対しての薬物療法

抑うつ状態に対しては，SSRI（選択的セロトニン再取り込み阻害薬），SNRI（セロトニン・ノルアドレナリン再取り込み阻害薬），NaSSA（ノルアドレナリン作動性・特異的セロトニン作動性抗うつ薬）などを使用する。NaSSA の代表的な薬物であるミルタザピン（商品名リフレックス，レメロン）を，抑うつ症状を伴う不眠に対して少量使用することもある。

また，抗うつ薬を使用せず，非定型抗精神病薬であるセロクエルやオランザピン（商品名ジプレキサ），抗てんかん薬ラモトリギン（商品名ラミクタール）などを使う場合もある。

アルコール依存症患者が，断酒開始後に訴える抑うつ症状は，不安感や焦燥感などよりも，外界への興味の喪失，アンヘドニア（失快楽症）などの症状が多いという印象がある。これらは，アルコール依存症がドパミンを神経伝達物質とする「報酬系」の異常であることと関係するのかもしれない。筆者はこれらを踏まえて，非定型抗精神病薬の一つであるアリピプラゾール（商品名エビリファイ）やブレクスピプラゾール（商品名レキサルティ）を多用する。少量の投与にて抑うつ症状が改善することを，臨床的にしばしば経験している。これらの薬物はドパミンD2受容体部分作動薬であり，アルコール依存症患者の「報酬系」の異常を安定化させる効果があるのかもしれない。

3）躁状態に対しての薬物療法

躁状態に対しては，バルプロ酸ナトリウム（商品名デパケン，バレリ

ン），炭酸リチウム（商品名リーマス），非定型抗精神病薬であるジプレキサ，シクレスト，リスペリドン（商品名リスパダール）などを使用する。ときに漢方薬である抑肝散などを使うこともある。

　抑うつ状態に対しては低用量で使用するエビリファイは，躁状態の場合は，24～30mg／日程度の高用量にて使用する。レキサルティも，高用量で使えば，躁状態を抑える効果が期待できるかもしれない。

15. 慢性ドライ・ドランク：断酒していても人間的にダメな人

　慢性ドライ・ドランクとは，筆者の造語である。先述したドライ・ドランクは，どちらかというと回復途上に発作的に出現してくる一過性の状態を指していたが，患者の中には長期間の断酒を継続しているにもかかわらず，酔っぱらっていたときの自己中心的な考え方から抜け出せない人がいる。筆者はこのような状態の患者のことを，慢性ドライ・ドランクと呼んでいる。

　慢性ドライ・ドランクは，特に家族に対して露呈しやすい。患者は，家の外では一見，「気配りの人」のように見えることもある。しかし身内である家族に対しては，しばしば思いやりに乏しく，傲慢で自分勝手である。患者はときに，「家族のために酒をやめてやっているのだ」「金は稼いでいる」「だから俺の好きなことをして何が悪い？」などと居丈高になる。そして家族の都合を考えず，自分の趣味に大金を使ったり，家に帰ってこなかったりする。

　確かに断酒はしているかもしれない。しかし患者は単に「酒をやめているだけ」であり，自己中心的な考え方は何も変わらない。要は「他者の視点に立って考える」ということが，患者にはできないのである。

🌙 断酒開始１年後以降（安定初期）

　断酒を開始して１年以上経過すると，患者の断酒生活はようやく軌道

206　第6章　断酒外来の具体的な進め方

に乗ってくる。この時期を安定初期と呼ぶ。患者は，日常生活の中で起こってくる様々な出来事に対して，おおむねしらふで対応できるようになる。

　しかしその一方で，安定初期においては，いまだ患者の不安定さは残存している。日常的な小さな問題は十分に処理できるようになっているものの，手に負えない複雑な問題に直面すると，患者は著しく混乱する。たとえば，飲酒時代の問題が解決不能のまま残存している場合や，人生上の予期せぬ出来事に遭遇した場合などである。

1. 患者が「断酒を継続していく意味」を見失うとき

　断酒を開始して1年以上が経過し，断酒を続けること自体には，ある程度慣れてきているにもかかわらず，アルコール依存症によってもたらされた患者の生活上の様々な歪みが，一向に改善されないこともある。歯を食いしばって断酒を継続しても，患者を取り囲む過酷な状況は，好転する兆しをまったく見せない。患者は「1年間，酒をやめてみたが，何も変わらない」と絶望し始める。そして「断酒を継続していく意味」や「断酒外来に通院している意味」を見失ってしまう。

　【症例】51歳男性，会社員

　本人，妻，大学生の長男，中学生の長女の4人家族。

　妻のかつての浮気問題や浪費癖などに対して，患者は心中に強い不満を持っていたが，子どもたちのことを考えて，妻を責め立てるようなことはしなかった。しかし45歳頃から，しばしば深酒をするようになり，酩酊時に妻を口汚い言葉で罵るようになった。翌日は覚えていないことが多かった。

　49歳のとき，酩酊して妻を殴打したことで，警察に拘留された。DV行為であると認定され，妻子への接近禁止命令が出された。釈放後，患者は家を出て，単身生活を始めた。仕事に復帰し，仕送りも続けて

いたが，妻，長男，長女からの連絡はなく，孤独な生活が続いた。断酒して1年が過ぎたある日，妻から離婚申立書が送られてきた。

患者は，「1年間断酒を続けて，やり直そうと努力してきたが，1年経っても何も状況は変わらなかった」「もう，どうでもいいような気がしてきた」と話し，飲酒を再開した。次第に毎日，連続飲酒する生活に戻ってしまった。

医療者は，患者を根気強く支援し，再飲酒してから2ヵ月後に，患者は断酒を再開した。妻との離婚調停は続いていたが，弁護士と相談し，冷静な対応ができるようになった。そんな中，長男が妻に隠れて患者を訪ねてきて，1年6ヵ月ぶりの再会を果たした。

【症例】44歳女性，専業主婦

本人，夫，専門学校生の長女，中学生の長男の4人暮らし。

教員である夫は，家庭内では癇癪持ちの独裁者であり，しばしば本人，長女，長男に対して暴力をふるった。長女と夫とは犬猿の仲であり，まったく会話がない状況が続いていた。長男は，中学入学後いじめに遭い，ひきこもりの状態となっていた。

患者は，家庭内の調整役として苦慮していたが，「気力を振り絞るために」しばしば日中から飲酒するようになった。41歳頃から連続飲酒状態に陥ることが増えた。43歳時，断酒外来を受診し，断酒を開始した。

その後，断酒を継続して1年経過したが，家庭環境は変わらず，夫の暴言や暴力は繰り返されていた。長女は患者に対して，「こんな見せかけだけの家庭で暮らしたくない」「離婚して一緒に家を出てほしい」と再三，迫るようになったが，患者は経済的不安などもあり，離婚の決意ができないでいた。

そんなある日，外泊をしてきた長女に対して，夫が暴力をふるった。長女は夫に強く反発すると同時に，患者に対しても「優柔不断で，問

題を先送りするだけの母親なんて必要ない」「お母さんを人間として
軽蔑する」と怒りを爆発させ，家を出て，恋人との同棲生活を開始し
た。同時期に，長男は万引き事件を起こし，警察に保護された。

　患者は医療者に対して，「断酒外来は，酒をやめて人生を立て直そ
うとする人が来るところ。私みたいなダメな人間が来るところではな
い。断酒する意味もわからなくなってしまった」と泣きながら話した。
その後，患者は，飲酒を再開し，再び連続飲酒状態に陥った。

　医療者は患者を粘り強く説得し，断酒外来への受診は継続した。1ヵ
月後，患者は，断酒を再開するとともに，経済的に自立する道を模索
し始め，パートの仕事に就いた。患者が実際に行動を開始したことで，
夫の態度は微妙に変化し始め，暴言や暴力は少なくなった。患者は長
女とも和解した。長男は少しずつ学校の保健室への登校を始めた。

　人は，まっとうな人生を取り戻すために断酒を始める。しかし断酒を
どんなに長期間続けても，一度失ってしまったものは二度と返ってこな
いかもしれない。周囲は患者のことを決して許そうとしないかもしれな
い。そして，患者が人生を取り戻せるかどうかは，患者自身はもとより，
医療者も含めて誰にもわからない。

　アルコール依存症という疾患は，患者に2つの選択肢を突きつけてく
る。すなわち「徒労に終わる可能性が高いから断酒継続など無駄だ」と
投げやりになる道か，「人生を取り戻せるかどうかはわからないが，最
後まで諦めずに断酒を続けていく」という道か，2つのうちのどちらか
である。医療者がどちらを支援すべきなのかは明らかである。

2. 人生の中で起こってくる予期せぬ出来事

何が起こるかわからないのが人生である。

　たとえば，がんなどの予期せぬ病気，配偶者の病気や死，子どもの教
育問題，親の介護問題など，様々な問題が患者を襲う。こういった人生

上の予期せぬ出来事に遭遇すると，患者は著しく混乱し，再び再飲酒の危機を迎える。以下に症例を示す。

【症例】66歳男性，大工

もともと口数が少なく短気で，職人肌の性格。若い頃より大酒家であった。55歳頃より，アルコール性肝硬変を指摘されていたが，大量飲酒を続けていた。63歳時，著明な腹水や黄疸が出現したことで，長女から断酒することを強く説得され，断酒外来を初診した。医療者の勧めで，断酒会にも通い始めた。断酒会において同年代の友人が数人できたことで，表情も明るくなった。

断酒を継続して2年目の65歳のとき，長女が初孫を出産した。孫は重度の口唇・口蓋裂奇形を持っていた。患者は，次第に沈み込むようになり，以前にも増してさらに無口になった。断酒会に通うこともやめてしまった。断酒外来への通院はかろうじて続けていたが，ときに診察の中で，「だって，かたわ（身体障害者の蔑称）だんべよ。かたわだんべよ……」と呻くように話した。やがて患者は断酒外来に通うこともやめてしまった。再び連続飲酒状態に陥ることが繰り返されるようになり，食道静脈瘤破裂による大量吐血を起こし，死去された。

【症例】46歳男性，会社員

断酒外来初診時は，本人，妻，高校2年生の長女，小学3年生の次女の4人暮らしだった。40歳頃より，週末や連休などの連続飲酒が始まるようになり，43歳時，家族からの強い勧めもあり，断酒外来を受診した。順調に断酒を継続していたが，断酒開始1年6ヵ月のとき，当時，小学5年生になっていた次女がトラックに巻き込まれて即死した。患者は，妻や長女をいたわり，家長として気丈にふるまっていたが，ときおりトイレや浴室に1人で籠り，声を殺して泣いていることがあった。やがて患者は，家族に隠れて飲酒をするようになった。

医療者は，断酒外来の継続を通じて，患者の哀しみを受容し支持するとともに，グリーフワーク（喪失の悲しみを受け入れていく作業）を行っている自助グループなども紹介した。1年後，患者は，「心の穴が埋まることはないけれど，自分が酒浸りになっているのを見たら，あの子は悲しむと思う」「だから自分は顔を上げて，あの子の分まで生きていく」と語るようになった。この頃には断酒も再開されていた。

　人生はときに不条理である。努力を積み重ね，断酒を継続しても，予期せぬ不幸な出来事が患者を襲うこともある。患者は「なぜ？」と天に問うだろう。誰にもぶつけることのできない激しい怒りに身悶えするだろう。しかし天は何も返事をしてくれない。決して答えは見つからない。そして患者は再び，「断酒を継続していく意味」を見失っていく。

　断酒外来に関わっている中で，筆者はときに，オーストリアの精神科医フランクルの言葉を思い起こすことがある。フランクルは，ユダヤ人であったというだけで，ナチスによりアウシュビッツ収容所に3年間抑留され，父，母，妻をはじめ，多くの友人や同胞を失った。彼自身の命もどうなるかわからなかった。フランクルは，著書『夜と霧』[64] の中で，明日がどうなるかわからない不条理な環境の中でも，人間としての尊厳を失わず，ユーモアとウィットを持ち続け，他の人々への思いやりと優しさを保ち続けた人々が存在したことを報告している。そしてフランクルは，自分の力だけではどうしようもない状況や運命に対して人間がどのような態度をとるか，「人間の態度そのものの中に価値がある」と考え，これを「態度価値」と名づけた。

　アルコール依存症は，「態度価値」を巡る疾患でもある。断酒を継続するかどうかということを通じて，不条理な人生に対してどのように対峙していくのか，患者の「人生に対する態度」そのものが問われているのである。

3. 自分自身の性格的問題に気づかせる

　治療を始めたばかりの時期において，患者が「自分には酒の問題はない」と主張することは，先述した通りである。これらを「第一の否認」と呼ぶことがある。回復過程の初期において，医療者は患者の中の「病識」を育て，患者の「第一の否認」を解除していかなければならない。これらに対して，断酒が軌道に乗ってきた時期において，患者が「自分には酒以外の問題はない」と主張することがある。これらを「第一の否認」と対比させて，「第二の否認」と呼ぶことがある。医療者は「第一の否認」に続いて，患者の「第二の否認」に対しても，少しずつ目を開かせていかなければならない。

　確かにアルコール依存症は，大量飲酒すれば誰でもなり得る疾患である。しかし患者は，「なぜ他ならぬ自分がアルコール依存症になってしまったのか」ということについて，思いを巡らす必要がある。これは「なぜ自分はアルコール依存症になってしまうほどの大量の飲酒をしてきたのか」という問いと同義である。

　おそらく患者には，何らかの性格的問題があったのである。「しらふで生きることが困難な性格」「しばしば酩酊することが必要な性格」であったからこそ，患者は大量飲酒を繰り返し，必然的にアルコール依存症になってしまったのである。

　ここにおいて，医療者が育てていくべき患者の「病識」は，「アルコール依存症は飲酒コントロール障害である」という疾患に対する理解を超えて，「自分の性格的問題や生き方の問題に対する病識」という，より深い次元に深化していく。面接において扱うべきテーマは，患者のアルコールの問題から，否が応にも患者自身の問題へと深まっていかざるを得ない。アルコール依存症は患者に対して，自己洞察・自己改革を突きつけてくる疾患でもある。

4.「自力の人」と依存症

大量飲酒していた頃の人生においては，患者はおおむね「自力の人」である。

「自力の人」は，他者の力にすがることをよしとせず，他者に対してSOSを出すことが苦手である。たとえ困難な状況に陥っても，「自力の人」は虚勢を張り続け，自分1人の力だけでなんとか難局を切り開いていこうとする。

「自力の人」は，意志の強い努力家である。このような人の多くは「何者」かになろうとしてあがいている。実際に社会的に成功している人も多い。逆に「何者」にもなれていないことに焦り，過剰な敗北感や劣等感を持ち続けている人もいる。

「自力の人」は，社会の中で過剰適応傾向である。このような人は，「他者がどう思っているか」を絶えず気にしており，「他者の期待に応えよう」と身を粉にする。実はこのような人は，他者から嫌われることが怖いのである。

こういった「自力の人」にとって，アルコールは単なる嗜好品ではない。アルコールを使えば，誰にも迷惑をかけることなく，気分や感情を自力だけでリセットすることができる。アルコールは，ときには臆病な心に勇気を与えてくれ，孤独な心に安らぎを与えてくれる。「自力の人」にとってのアルコールとは，自力で生きていくための最も頼りになる武器なのである。

この戦略は，「自力の人」の人生において，ある時期までは機能する。しかしアルコールは，知らず知らずのうちにコントロールすることができなくなっていく依存性薬物である。

かつては思うがままに使いこなしていたアルコールの力に，「自力の人」は次第に圧倒されるようになる。失敗が繰り返されるようになり，「自力の人」は「自力の人」ではいられなくなっていく。待ち受けているのは破滅しかない。

5. 死と再生のプロセス

　どん底の状態から帰還を果たすという一連の経緯を通して，患者は文字通り，「死と再生のプロセス」を通過する。すなわち患者は，断酒の開始とともに，「自力の人」としての自分の生き方に引導を渡し，一つの死を体験する。そして，断酒の継続とともに新しい生き方を模索し始め，新しい生き方が誕生（再生）していく。

　断酒外来の初診日が，患者にとって「誕生日」に喩えられることはすでに述べた。断酒外来とは，医療者が，患者の「死と再生のプロセス」に寄り添い，患者が新しい人生を生きていけるように援助していく外来のことである。本書に記している断酒外来の様々な方法は，さしずめ助産術や育児術のテクニックであると言い換えてもよいだろう。

　患者は，「自分は自力だけで生きているわけではなく，多くの人たちから生かされた存在である」という事実に目を開かされていく。自力で生きていくための武器であったアルコールは，次第に必要のないものとなっていく。「死と再生のプロセス」を経ることを通じて，患者は，「自力の人」から，少しずつ「謙虚の人」として生まれ変わる。

断酒開始3年後以降（安定期〜発展期）

　3年以上経過すると，患者の断酒生活はおおむね安定してくる。生きている以上，新たな人生の荒波に襲われることはあるが，患者は，ときには他者の力を借りながら，様々な出来事に対してしらふで対応することができるようになっている。この時期を安定期と呼ぶ。

　断酒外来はこのあたりで卒業となることが多い。年に数回程度の外来通院が続いている場合もあるが，医療者と患者という治療的な関係性は薄れ，お互いに尊敬し合う対等の友人のような間柄に変化している。

　患者の中には自助グループのリーダー的存在となっている人もいる。患者と，一般市民向けのアルコール依存症講習会の打ち合わせをしたり，

医療者のほうから新患の世話をお願いしたりすることもある。それは医療者にとって嬉しい瞬間でもある。

患者は，アルコール依存症という重篤な疾患から回復したことで，人間的に一回りも二回りも成長している。この時期において，「自分の人生においてアルコール依存症になったことの意味は？」と，思索を始める人も多いようである。

ここにおいて，アルコール依存症という疾患は，患者を人間的に成長させてくれた意味深い出来事に昇華を遂げる。日々の生活の中で人格的成長を重ねていくこの時期のことを，発展期と呼ぶこともある。

1. 回復における「気づき」の過程

本章の最初に，断酒外来とは，患者の中にある「病識」を発見し，「病識」を育て，「病識」を維持し，「病識」を深化させていくプロセスであると述べた。本書では，あえて「病識」という言葉を使っているが，ここまで書いてきたように，患者が認めていかなければならない「病識」は，アルコール依存症という疾患に対する狭い理解をはるかに超えて，より深いレベルに深化していく。

回復とは，今まで見えなかったことが見えるようになっていく過程のことである。そして医療者は，患者の現在の状態に合わせて，適切なタイミングで，患者の「気づき」を進めていかなければならない。

ここでもう一度，患者の「病識」が次第に深まっていくプロセスについて，おさらいをしておこう。これらのプロセスは，失敗を繰り返しながら，行きつ戻りつ進行していく。

1）「自分には飲酒による深刻な問題が起こっている」ということに
　　気づく

多くの患者は，「自分には飲酒による深刻な問題が起こっている」という事実に気がつかない。患者には現実が見えないのである。これを「第一の否認」と呼ぶ。

2）「自分は飲酒コントロール障害である」ということに気づく

「自分には飲酒による深刻な問題が起こっている」という事実に気がつくと同時に，患者は，「自分は飲酒コントロール障害である」という事実にも気がつかなければならない。

深刻な問題が起きてしまったのは，たまたま飲み過ぎたからではない。「飲酒コントロール障害」であるからこそ，患者はしばしば問題が起こるほどに大量飲酒してしまうのである。逆に「飲酒コントロール障害」であるという事実に気がつかないと，患者は幾度となく節酒することを試み，失敗を繰り返す。

3）「自分1人の力だけでは長期間の断酒を継続することができない」
　　ということに気づく

「自分は飲酒コントロール障害である」という事実に気がついても，自分の意志の力だけで長期間の断酒を継続することは難しい。アルコール依存症患者は，断酒の継続を試みる際にも，他者の力を借りず「自力」だけでやっていこうとする。そして患者はどこかで力尽き，再飲酒をする。「自力の人」のプライドを捨てられるかどうかが鍵を握る。

4）「否認していた感情」に気づく

医療者が患者に気づかせていく「病識」の標的はアルコール問題だけに留まらず，患者自身の感情でもある。医療者の共感的な傾聴を通して，患者は今まで麻痺させていた感情を言語化し，しらふで感情を感じられるようになっていく。

5）「自分には飲酒以外の問題（性格的問題など）がある」ということに気づく

ある程度，断酒の継続が軌道に乗ってきた患者は，しばしば「自分には飲酒以外の問題はない」と主張する。これを「第二の否認」と呼ぶ。回復過程において，患者は自分自身の問題を直視し，自分自身を改革していかなければならない。それは「謙虚の人」への再誕生のプロセスで

216 第6章　断酒外来の具体的な進め方

もある。

2.「酔いから醒めていく」ということとは

　最後に，なぜ人は「酔い」を求めるのか，ということについて考えてみたい。

　人は，宇宙の全体性の中から切り離され，「有限」で「孤独」な存在として生まれ落ちてくる。たかだか100年の限られた寿命の中で，たった1人，死に向かって生きていく。

　幼少期の頃，人はその事実に気がつかない。しかし大人になっていくにつれ，人は現実の荒波にもみくちゃになり，自分が「有限」で「孤独」な存在であることを思い知らされていく。

　人生の途上で，人はアルコールに出会う。アルコールは，人に幻想を与えてくれる飲み物である。心地よい「酔い」の中で，人は，「自分は不滅だ」といった万能感の幻想や，「自分は世界とつながっている」といった他者との一体感の幻想を感じることができる。さらに酩酊が進むと，あたかも母親の子宮の中でゆらゆらと漂う胎児のように，「至福のとき」に戻ることができる。ここまで来ると，アルコールの魔力に取りつかれてしまうのは，すぐそこである。

　付け加えると「酔う」ための手段は，アルコールだけとは限らない。第2章で記したように，ギャンブル，セックス，過食，買い物，薬物，仕事など，すべてのアディクションは「酔う」ための道具となり得る。アディクションに陥っている人は，様々な手段を用いて，幼児的な幻想にしがみついている人だといえるだろう。このような人には「酔い」による「至福のとき」がしばしば必要であったのである。

　依存症から回復するということは，結局のところ「酔い」を手放して，しらふになっていく過程のことである。ここに至って患者が到達すべき「病識」は，さらに深化したものになる。回復とは，自分は「有限」で「孤独」な存在であるという苦い事実を認めていくグリーフワークのことで

ある。患者は「有限」であることを受け入れた結果,「二度と来ない今日という1日」の大切さに気づいていくかもしれない。「孤独」であることを受け入れた結果,「ともにいてくれる他者」に対して感謝の念を持てるようになるかもしれない。もしかすると患者は,自分に与えられた限られた時間と限られた能力の中で,「自分は他者のために何ができるのか」を考えるようになるかもしれない。

　「酔い」を手放していくのはつらいことである。しかしそれは「人として成長・成熟する」ということにもつながっている。

第7章

家族への援助

アルコール依存症患者を前にして，
多くの家族は途方に暮れている。
しかし，回復への鍵を握っているのは家族である。
本章では，家族に対する支援方法を示す。

家族にできることはたくさんある

前章までは，アルコール依存症の患者本人の回復について述べてきた。この最後の章は，アルコール依存症の家族のための章である。

話は，患者がアルコール外来への受診を拒絶している段階に戻る。

今，患者は，「自分には酒の問題はない」「俺がアル中のわけがない」と頑なに「否認」をしている。困り果てた家族は，相談できる病院やクリニックを探し始めている。そのことを患者が知れば，烈火のごとく怒り出すだろう。そのため家族は，自分が相談に行くことを患者に言うことさえできない。

そのような状況で病院やクリニックを訪れてくる家族は，「あの人がお酒をやめるわけがない」などと，患者が回復することを信じられずにいる。諦めるのはまだ早い。家族にできることはたくさんある。

さらに言うなら，家族は，患者が回復できるかどうかの成否を握る最大のキーパーソンでもある。なぜなら家族は患者にとって，生活をともにしている最も身近な他者であり，患者に対して最も大きな影響を与えることができる存在だからである。

本章では，アルコール依存症患者に対する家族の支援の仕方について述べていくが，エッセンスは1つである。すなわち家族の仕事は，患者から無理矢理アルコールを取り上げることではない。家族が行うべきことは，患者への対応の仕方を工夫することを通して，患者の中に「自分はアルコール依存症である」という「病識」を育てていくことである。

家族相談とは

当院における家族相談は，1回50分の自費診療の形で行うこともあるが，ほとんどの場合，家族自身のカルテを作ってもらっている。家族

自身が深刻なうつ状態や不安状態に陥っていることが多いからである。家族といっても様々なケースが考えられる。患者が男性であり，その妻が家族として登場する場合もあれば，患者が女性でその夫が家族である場合もある。あるいは患者が子どもで親が家族である場合もあれば，患者が親で子どもが家族である場合もある。

　それぞれのケースごとに微妙な違いはあるが，家族相談におけるポイントはおおむね共通している。本章では主に，患者が夫であり，家族が妻である場合を想定して話を進めていく。

家族相談初日（1） 家族の孤独を理解する

　アルコール依存症の夫を持つ妻たちの多くは，深い孤独と絶望の中にいる。

　妻はまず，家族の家計を背負わなければならない。一家の大黒柱であるはずの夫は，いまや安定した仕事や定期的な収入を失いかけている。場合によっては大きな借金を作っていることさえある。妻は，これから子どもたちにかかるであろう学費を，ノートの中で何度も何度も計算する。ときには自分の稼ぎを増やすことも考える。

　妻はまた，子どもたちを守らなければならない。子どもたちは無邪気を装っているようでいて，酒の失敗を繰り返す父親に対して，子どもながらに大きな不安を抱いている。妻は，「この家庭はまだ大丈夫」というメッセージを子どもたちに与え続け，子どもたちを安心させなければならない。たとえば妻は，泥酔する夫の姿を子どもたちの目から隠す努力に明け暮れる。あるいは「お父さんは今日，疲れているだけ」と，夫の代わりに言い訳をする。

　夫のアルコール問題は，友人や親戚に相談できるような代物ではない。自分の両親や兄弟姉妹に相談すると，「あんな男とは早く別れたらいい」と言われるのが関の山である。両親や兄弟姉妹はしばしば，妻がその夫

を人生のパートナーとして選んだ「人生の選択」そのものを根底から否
定する。

　妻はもちろん夫の両親にも相談するだろう。夫の両親が厳しく怒って
くれさえすれば，夫がだらしなく飲みつぶれることは少なくなるのでは
ないかと期待してである。その期待はたいてい裏切られる。夫の両親は
息子に対しては甘いものである。ときには，「あなたが厳しすぎるから，
飲み過ぎてしまうのではないの？」などと，夫のアルコール問題を妻に
責任転嫁されたりもする。

　このように誰も助けてくれない状況の中で，妻は夫のアルコール問題
を相手に，たった1人で先の見えない戦いを続けてきた。医療者が妻に
対して行う最初の援助が，妻のこれまでの孤軍奮闘の努力を理解し，彼
女の苦労を労うことである。

家族相談初日（2）家族に対する「ミニ講義」

　家族相談においても，アルコール依存症に対する「ミニ講義」は重要
である。

　アルコール依存症は「否認の疾患」であり，回復の初期において，患
者は「自分はアルコール依存症である」という事実を否認する。それと
同じように，アルコール依存症患者の妻もまた，「自分の夫がアルコー
ル依存症である」という事実を否認しやすい。

　これは，世の中全体におけるアルコール依存症についての知識不足も
原因の一つだろう。第1章で記したように，現代の日本においては「ア
ルコール依存症」＝「アル中」＝「人生の落伍者」といった偏見がいまだに
根強く残っている。そして，そういった偏見に，妻もまた強く囚われて
いる。

　患者が，アルコール外来を受診することを恥ずかしく思うように，妻
もまた，自分の夫が精神科を受診しアルコール依存症と診断されること

に，恥ずかしさを感じやすい。これは当然の心理であろう。「自分が選んだ人生のパートナーがアル中であった」という事実は，妻にとっても屈辱的なことである。

前章まで述べてきたように，アルコールは強力な依存性薬物であり，アルコール依存症は誰でもなり得る疾患である。アルコール依存症の本態は，一度飲み出すと飲酒が止まらなくなる「飲酒コントロール障害」である。

こういった視点を持っていないと，妻は次第に夫の人格を攻撃するようになる。そしてひとたび人格の問題だと思ってしまうと，妻は「夫には回復する可能性がある」ということを信じられなくなってしまう。

もちろん，知識だけでは回復は難しいが，知識がないと回復は始まらない。アルコール依存症に対する「ミニ講義」は，絶望している妻に対して，回復への一つの希望を与える可能性があるだろう。

家族相談初日（3）家族が陥りやすい4つの行動パターン

アルコール依存症は，家族を巻き込む病気である。

アルコールの魔力は，患者の考え方を変質させてしまうだけではなく，家族の行動パターンや思考パターンまで変質させてしまう。知らず知らずのうちに，家族もまた「病的な状態」に陥っていく。

「病的な状態」に変化させられてしまった家族の行動は，たいていは裏目裏目に出る。患者のためによかれと思ってやっている家族の言動や行動が，結果的に患者の飲酒を促進させる。家族全体の変質が，患者の「否認」を強化し，患者の病状をさらに重症化させていく。

ここでも，夫が患者であり，妻が家族である場合を想定してみよう。アルコール依存症の妻が陥りやすい「病的な状態」には，大きく分けると下記1〜4の4つのパターンがある。これらの行動パターンはそれぞれが独立したものではなく，同時に併存し得るものである。アルコール

依存症が進行していくにつれて，下記1→下記2→下記3→下記4と移行していくことも多い。これらは筆者の臨床経験に基づいた個人的な見解であるが，20世紀において盛んに行われていたアルコール依存症の妻のパーソナリティ研究を参考にしている[65]。

1．患者の世話を焼き過ぎる家族

　多くの妻は，自分の夫が「飲酒コントロール障害」に陥っているとは思わない。夫が失敗をした場合，妻は「夫はたまたま飲み過ぎてしまった」と考えるだろう。妻によっては，「夫は仕事で疲れているのだ」「私が夫のことを支えなければ」と，夫のことを気遣うかもしれない。人生のパートナーとしては当然のことである。

　しかし「飲酒コントロール障害」が進行していくにつれ，夫は頻回に失敗するようになる。妻は夫の世話焼きや尻拭いに追われるようになる。たとえば，「泥酔した夫を深夜に車で迎えに行く」「夫が紛失したスマートフォンや鍵を，夫の代わりに探しに行く」「玄関先で寝込んでいる夫を着替えさせ，ベッドまで運ぶ」「夫の代わりに欠勤の連絡をする」「夫の借金の肩代わりをする」などの行為である。

　こういった行為のことをイネイブリングと呼ぶ。また，イネイブリングを行う人のことを，イネイブラーと呼ぶ。アルコール依存症患者は，周囲の誰かをイネイブラーにしてしまうことの名人であり，夫婦の場合は，妻がイネイブラーに仕立て上げられてしまうことが多い。ちなみに，イネイブルの英語の綴りは，enable であり，「できるようにする（enable）」という意味の動詞である。

　本来であれば，患者である夫は，手痛い失敗を繰り返すことで，「自分は飲酒コントロール障害である」という「病識」に辿り着かなければならない。しかし，イネイブラーにされてしまった妻が，夫の失敗の後始末をしてしまうことで，夫自身はいつまでも困ることなく，飲み続けることが「できるように」なってしまう。夫の「病識」は，いつまでたっ

ても育たない。一方，妻のほうは，反省心を持たない夫のために，先の見えない不毛な努力を延々と続けざるを得ない。

2. 患者を非難・叱責する家族

　妻が世話焼きや尻拭いを続けても，「飲酒コントロール障害」である以上，夫は失敗を繰り返す。失敗の頻度はさらに増えていく。

　妻は次第に，冷静さを失っていき，夫のことを非難したり叱責したりするようになる。小言や嫌みを言ったり，ときにはヒステリックに夫のことを罵倒したりするようにもなる。妻は，自己嫌悪を感じながらも，女性らしい優しさを失っていく。これらの変化は，妻の心理を考えれば，当然の成り行きである。

　しかし，こういった妻の態度の変化も，アルコール依存症という狡猾な疾患にとっては思う壺である。なぜなら妻の非難や叱責は，夫にとっては，飲酒するための恰好の理由になるからである。

　たとえば，飲み過ぎて多少の罪悪感を持ちながら帰宅した夫に対して，妻が怒りをぶちまけてしまうとどうなるだろうか。本来であれば，飲み過ぎて失敗してしまったときこそ，「自分は飲酒コントロール障害である」という事実に気づくチャンスである。しかし妻がヒステリックな怒りを夫にぶつけると，夫もまた，怒りを持って妻に反撃するようになる。「俺は仕事もしているし，給料も入れている」「好きな酒くらい自由に飲ませろ」「お前が口うるさいから俺は飲み過ぎてしまうのだ」などと，夫は妻のせいにする。そして「こんな家にいられるか」という捨て台詞とともに，夫は再び，夜の歓楽街へ戻っていってしまう。芽生えかけた反省心は，すでにどこかに消え去ってしまっている。

　このように，夫のアルコール依存症が妻の態度を攻撃的なものに変化させ，妻の攻撃的態度はさらに夫の飲酒を促進させる。夫婦の間に「負のスパイラル」が形成され，さらにアルコール依存症は進行していく。もちろん「病識」など育つはずはない。

3. 患者の行動を管理しようとする家族

　妻が夫のことをいくら非難・叱責しても，夫のアルコール問題は止まることはない。

　次第に妻は，夫の行動を厳しく管理しようとするようになる。飲酒をコントロールできない夫に代わって，妻が，夫の飲酒をコントロールしようとするのである。

　妻は涙ぐましい努力をする。たとえば，「1回あたりの飲酒量を決める」「家でだけ飲ませるようにする」「酒のボトルにマジックペンで線を引く」「最小限の現金しか渡さない」「クレジットカードを取り上げる」「飲まないように見張る」「財布の中をチェックする」などである。

　妻がこのような態度を取ることで，いつのまにか夫の思考はすり替わってしまう。本来であれば夫は，「自分は飲酒コントロール障害である」という「病識」を持たなければならない。しかし妻からこと細かく行動を管理されることで，「俺は本当は飲酒をコントロールできるのに，口うるさい女房が俺の行動にケチをつける」と考えるようになる。

　妻の目を盗んでの隠れ飲みが始まる。たとえば夫は，通勤電車のプラットホームや公園のベンチでアルコールを飲むようになる。帰り道に買った酒をペットボトルに移し替えて，家に持ち帰ったりするようになる。下駄箱の中やトイレの戸棚の奥などにアルコールを隠すようになる。妻が家探しをしてアルコールを見つけ出すと，夫は新たな隠し場所を考える。妻はさらに管理を強化し，夫はさらに別の抜け道を考え出す。このような不毛なイタチごっこに陥ってしまっているケースは数多い。

4. 患者を軽蔑する家族

　世話焼きをしても，非難・叱責をしても，行動の管理をしても，夫の飲酒による失敗は繰り返される。

　妻は次第に，夫のことを人間的に軽蔑するようになる。子どもたちもまた，だらしなく酔い潰れる父親のことを見下すようになる。家族全体

が変質していく。

　次第に夫は，家族の中で不要な存在となり，家庭内の居場所は失われていく。夫はさらにアルコールに逃避するようになる。

　この段階まで来てしまうと，家族の再生はかなり難しい。

　夫のことを軽蔑する妻は，そもそも家族相談に来ることは少ない。患者が自ら断酒外来を受診した場合も，軽蔑する妻はクリニックには同伴しない。医療者が妻に，「アルコール依存症という疾患について，一度説明したいから」と来院を促す電話をかけても，拒絶されることがしばしばある。

　妻はおそらく，「なぜあんなダメな人のために，私が貴重な時間を使って，クリニックに行かなければならないのか」と思っているのだろう。

　家族は崩壊しかかっている。行きつく先には離婚が待っている。

家族相談初日（4）
家族の行動パターンを変化させる

　前記してきたように，妻の様々な努力は，夫の中の「病識」を育てるどころか，夫の「否認」を強化してしまう。夫はますますアルコールにしがみつく。家族は袋小路に陥っている。

　医療者がこのような状況を変化させていくための最初の一手は，夫ではなく，妻の行動パターンを変化させていくことである。

　一般に，健康度の高い人のほうが，変化することを受け入れやすい。アルコール依存症の家庭においても，患者である夫よりも，家族である妻のほうが健康度が高いだろう。「病識」を育てていくのは，まずは家族からである。

　これは言い換えれば，アルコールという城に立て籠っている患者を救い出すために，患者自身のアルコール依存症そのものと戦うよりも前に，まず補給路を断つことを第一戦略とするということである。家族である妻が「自分は病的な状態に陥っている」という「病識」を持ち，自らの

行動パターンを変化させることができれば，患者である夫もまた，いずれ行動パターンも変えざるを得なくなっていくだろう。籠城戦に対抗するためには戦い方がある。

ただし，医療者が妻の行動パターンを変化させる上では，細やかな配慮が必要である。

先述したように，妻たちは孤独と絶望の中にいる。夫に対して根強い被害者意識を持ち，自らを過度に正当化している妻もいる。言い換えると，妻たちは「自分は病的な状態に陥っている」という事実を「否認」している場合が多い。

恥ずかしさや情けなさを乗り越えてせっかく家族相談にやってきた妻に対して，いきなり「家族も病気である」と指摘したり，妻自身のあり方について性急な変化を促したりすれば，妻はさらに傷ついてしまうかもしれない。医療者には，受容的，共感的な態度が不可欠である。

1. 世話の焼き過ぎをやめる

家族である妻に，過度な世話焼きや尻拭いをやめさせることは，患者である夫を変化させる上での第一歩である。

妻がイネイブリングをやめれば，飲酒によって引き起こされた数々の問題の後始末は，夫自身に返ってくることになる。問題は顕在化するが，そこにこそ「病識」が育つチャンスが生まれる。要は，飲酒による失敗は，基本的に本人に責任を取らせるようにするべきである。

しかし実際には，妻が，夫の世話焼きや尻拭いから完全に手を引くことは難しい。なぜなら妻と夫とは，経済生活や子育てなどを共有する運命共同体の関係にあるからである。夫を突き放した結果，夫が会社から解雇されてしまえば，路頭に迷うのは家族である。運命共同体であるからこそ，妻はイネイブラーにならざるを得なかったのである。

医療者は，安全かつ可能なところから妻がイネイブリングをやめていけるように助言すべきであろう。たとえば，夫が真冬に玄関の外で泥酔

して寝ていた場合，妻は夫が凍死しないように家の中に運び入れたら，あとは毛布を掛けて廊下で寝かせておくべきである。夫が酔っぱらって家の中を破壊したとしたら，ガラスの破片などの危険物だけ片づけて，それ以外はそのままに放置しておくべきである。場合によっては夫を置いて家の外へ避難することも必要になる。

このあたりは妻の臨機応変さが必要になってくる。「必要なイネイブリング」と「必要でないイネイブリング」を見分ける賢さを，医療者は家族に与えていくべきである。

2．非難・叱責することをやめる

懲りずに酔いつぶれる夫のことを，妻が非難したり叱責したくなるのは当然のことである。しかし「病識」を育てるという観点からは，夫に対する非難や叱責は，百害はあっても一理はない。

妻が夫のことを非難・叱責しないで済むようになるためには，いくつかの方法がある。いずれも極めて単純なことだ。

1つめは，物理的に距離を取ることである。夫を非難・叱責したくなったら，妻はいったんその場から離れて冷静になることである。

2つめは，夫に対する愚痴や不満を吐き出せる場所を作ることである。具体的には，後述する家族会や自助グループなどがその役割を果たすことが多い。他の妻たちに話を聞いてもらううちに，ささくれだった妻の心はいつのまにか優しく解きほぐされていく。

3つめは，たとえ夫を非難・叱責するとしても，なるべくソフトな形で言い換えられるような練習をすることである。これには，次の項で述べる「アイ・メッセージ」「肯定的に言う」「簡潔に言う」などの，コミュニケーションのあり方を変化させる技術が必要になる。

3．行動を管理しようとすることをやめる

妻が夫の行動管理をやめるのは，勇気が必要なことである。

行動管理をやめた途端に，夫はたちまち暴走を始めるだろう。見て見ぬふりをするのは難しい。不安に駆られた妻は，夫の行動管理をせずにはいられない。

　妻が行動管理したくなる気持ちを少しずつ緩めていくためには，いくつかの工夫が必要である。また，妻自身が，自分の考え方を柔軟に変化させていくことも不可欠である。

　1つめは，たとえ行動管理するにしても，管理する項目を絞ることである。そもそも，飲まないように24時間監視することは現実的に不可能である。相手は3歳の幼児ではない。「病識」のないまま管理をしても，イタチごっこになってしまうのは当たり前である。

　妻は，「病識を深める行動」に絞って，行動管理することを考えるべきである。たとえば「毎週1回，必ず断酒外来を受診する」「少なくとも毎週1回以上，アルコールデイケアや自助グループに参加する」などを夫と約束する形である。

　断酒外来を受診したり，断酒ミーティングに参加しても，すぐに飲酒は止まらないかもしれない。しかし最初は不承不承の形でも，「断酒仲間」の話を聞き続けていくうちに，夫の中の「病識」は少しずつ育っていくものである。これらは即効性はないが，ボディー・ブローのように「否認の壁」を崩していく。

　2つめは，「夫は自分の思い通りにはならない」と妻が割り切ることである。どんなに妻が気をつけていても，夫は飲むときは飲む。人は自分自身を変えることはできるが，他人を変えることはできない。

　妻が，「物事はなるようにしかならない」「人間にできることはベストを尽くして天命を待つことしかない」と考え方を変化させることができれば，夫に対する気持ちにも少しは余裕が出てくるだろう。もちろん割り切るためには，ときには妻自身が経済的自立のカードを持つことも必要となる。逆説的であるが，「いつでも離婚できる」と妻が覚悟を決めると，その覚悟は夫に伝わり，夫の態度は変わってくる。

4. 軽蔑することをやめる

家族に軽蔑することをやめさせるのは最も難しい。

特に血のつながっていない夫婦の場合，ひとたび夫のことを軽蔑し始めた妻が，夫に対する尊敬の感情を取り戻していくことは困難であるかもしれない。いったん失われた愛情は戻りにくい。妻は，経済的にやっていくメドさえ立てば，一刻も早く離婚したいと思っているかもしれない。

別れるかどうかは，基本的に夫婦の問題であり，医療者が口を出すことではないかもしれない。それでも筆者は，家族相談にやってきた妻に対して，「少なくとも1年間は待ったほうがよい」と伝えることが多い。妻の気持ちがほとんど離婚に傾きかけている場合も，「まずは別居してから」と，離婚の決断を先延ばしすることを勧める。

これらは患者を擁護しているわけではない。

アルコール依存症患者が，「全か無か」「白か黒か」「百かゼロか」の二者択一的思考になりやすいことは先述した通りだが，巻き込まれている家族もまた，二者択一的思考に陥りやすい。

夫は，いいところもあれば悪いところもある1人の人間である。尊敬すべきところもあれば，弱さや欠点も持っている。もし夫の断酒が軌道に乗れば，夫が「完全ないい人」や「聖人君子」になるわけではないが，彼はもともとの彼らしさを取り戻していくだろう。もしかすると，アルコール依存症から立ち直ったことで，人間的に一回り成長しているかもしれない。

結婚生活も同様である。夫との暮らしには，メリットもあれば，デメリットもある。アルコール依存症からの回復期間は，妻がそういったことをじっくりと考える期間でもある。

妻もまた，二者択一的思考から抜け出していかなければならない。離婚するかどうかは，それから決めても遅くはない。

家族相談初日（5）
患者に対するコミュニケーションのあり方を変化させる

　変化は細部から少しずつ起こるものである。

　医療者が，家族の行動パターンを変化させるためには，まずは細部に焦点を当てて，小さな変化を起こしていかなければならない。具体的には，家族が患者に対して普段から取っているコミュニケーションのあり方を，細かく修正していく作業が必要になる。

　これには，米国において Meyers ら[66] によって開発された家族支援プログラムであるコミュニティ強化法と家族トレーニング（Community Reinforcement And Family Training：CRAFT）が参考になるだろう。CRAFT は，患者ではなくまず家族自身のコミュニケーションのあり方を意識的に変化させていくことで，患者の治療意志を引き出していくことを目指す，認知行動療法的な技法である。

　CRAFT 以前の従来の技法においては，家族が患者を突き放し患者が落ちるところまで落ちることを待つような技法や，家族が患者と正面から対決し患者に直面化を迫るような技法が中心であった。それに対してCRAFT は，家族が患者本人と直接的に対決することを避け，家族の安全を第一優先とし，できるところからやっていくという地道で具体的スタイルを取っているという点で画期的である。CRAFT の有用性は，科学的にも立証されている。

　実際に CRAFT を実践していくためには，家族自身が現在のコミュニケーションのあり方を記録して分析したり，新しいコミュニケーションを行うための反復練習を繰り返すなど，日々の「ワーク」が必要となる。本書では紙幅の都合上，エッセンスのみ紹介するが，興味のある読者は，成書を参考にしてほしい。

234　第7章　家族への援助

1.「私」を主語にして話す（アイ・メッセージ）（I message）

アイ・メッセージとは，「私」を主語にした話し方である。

「あなたはお酒をやめなければならない」「あなたは自己中心的だ」「あなたは家族のことを全然考えていない」など，相手を主語にした言い方は，非難・叱責の形になりやすい。

非難・叱責は，患者から冷静さを奪い，反感や反撃を生む。それは「病識」を育てていくためには障壁となるだろう。

「あなたはダメだ」ではなく，「私は〜こう思う」と文型を変えることで，同じ内容でも，かなりソフトな雰囲気に変化する。メッセージの内容も伝わりやすくなる。アイ・メッセージは，家族が患者を非難・叱責したくなるときに，それらの代わりとなるものである。

「どうして連絡もせず，飲んで帰ってくるの？　あなたは本当に身勝手な人ね！」
⇩
「連絡してくれないと，私は心配だし，悲しい気持ちになるわ」

「何度も何度もお酒で失敗することを繰り返して，これからあなたはいったいどうする気なの！」
⇩
「お酒の失敗が続くと，私はこの先のことが心配でたまらなくなるのよ」

2. 肯定的に言う

患者に対する否定的な物言いは，患者の反感を生むだけである。同じ内容を伝えるにしても，肯定的な言い方に変換して話すと，患者の反感は起こりにくくなる。アイ・メッセージも併用する。

「どうしていつも飲み過ぎてしまうわけ？　あなたみたいな最低の人と夕食なんか一緒に取りたくないわ」

⇩

「私は，酔っぱらっていない状態のあなたと，楽しい夕食を取りたいな。会話を楽しみたいな」

3．整理して簡潔に言う

　家族は，一度に数多くのことを言い過ぎてしまう傾向がある。現在起こっている問題の指摘だけではなく，勢い余って，違う問題まで言及したり，昔に起こった問題を蒸し返してしまいがちである。家族は，伝えたいことを1つか2つかに絞って，簡潔に言うべきである。

　「今日は私の両親の結婚記念日だったのよ。どうして夕食会をすっぽかしたりするの？　あなたが私の両親のことを嫌いなことはわかるけど，せめて今日1日くらい，私の両親のために時間を作ってくれたっていいじゃないの。あなたはいつも同じね。嫌なことがあると酔っぱらって，すぐそこから逃げようとするのよ。最低の弱虫ね。だから仕事だって，何をやっても長く続きしないのよ。この前，私の兄が仕事を紹介してくれたときだって，あなたは……」

⇩

　「きちんと伝わっていなかったかもしれないけれど，今日は，私の両親の結婚記念日だったの。私はあなたに，夕食会に来てほしかったわ。2人とも，あなたに会えることをとても楽しみにしていたのよ」

4．理由を説明する

　ときに家族は，患者の意向に沿わない行動を取らなければならないこともある。その場合，家族は自分の行動の理由を簡潔に説明するべきである。たとえば，今まで行ってきた世話焼きや尻拭い，行動管理などを，

「これからはやらない」と宣言するときなどである。

　「今まではあなたが帰ってくるまで起きていたけど，心配しながら待っているのは悲しいから，これからは遅いときは先に寝ることにしたわね」
　「あなたの代わりに会社に欠勤の電話をかけることは，私はもうしないことにしたわ。嘘を言うのがつらいから。だからこれからは自分で電話をかけてね」
　「昨晩は，あなたは玄関で靴を履いたまま寝ていたけれど，あなたをベッドまで運ぶのは大変だし，自分もみじめな気持ちになってつらいから，毛布だけ掛けて寝かせておいたの」

5. 共感しつつ支援を申し出る

　すでに「軽蔑する」のレベルまで行ってしまった家族にとっては，患者に共感を示したり，支援を申し出たりすることは，簡単にはできないことかもしれない。しかし家族からの共感や支援の申し出は，患者を動かす大きな力になり得る。一言付け加えるだけでも，コミュニケーションはずいぶん柔らかなものになる。

　「お酒をやめるって言ったのに，また飲んでいるのね。何回，約束を破れば気が済むの？　この前，予約した専門病院の受診も勝手にキャンセルしちゃったし，いったいどうする気なの？」
　　　　　　　　　　　　　　　⇩
　「お酒をやめることが大変だということは，私から見てもよくわかるわ。病院に行きたくない気持ちもわかるような気がする。でも，家族関係がこれ以上悪くならないために，病院を受診してほしいのよ。あなたのことを理解するように，私も努力するから」

6. 深追いは避ける

　家族が，上記1〜5のような接し方を続けていると，患者は今までの状況に安住することができなくなり，変化せざるを得なくなってくる。こういった場合，「変化することへの抵抗」として，突発的な暴力が出現することがある。

　CRAFT は，家族の安全性を最優先する。コミュニケーションの中で，患者に「うるさい」「黙れ」「聞きたくない」などといった発言が見られたら，それらは暴力が出現するサインである。

　これらは，「変化することに向けて患者がまだ準備ができていない」ということを示すサインでもある。サインに気がつかず，家族が深追いを続けると，飲酒行動を止めるどころか，かえって促進してしまうこともある。家族は，一度撤退して，再びチャンスが来るのを待つべきである。本丸に攻め込むにはまだ早い。外堀を埋める作業を地道に続けていれば，チャンスは必ずやってくる。

　（夕食で）

　妻：今日は折り入って，あなたとじっくり相談したいことがあるの。

　夫：なんだい？

　妻：実は，いい病院を見つけたの。

　夫：病院って……？　おいおい，またあの話かよ？　どうせ俺の酒のことだろう？

　妻：とってもいい先生なのよ。話をよく聞いてくれるし，強制したりもしないし。

　夫：その話はよしてくれよ。今度にしてくれないか。今日はせっかく早く帰ってきたんだからさ。

　妻：でもほんの少しだけ私の話を聞いてくれないかな？　その先生にあなたの話をしたら，是非，あなたに会いたいって。それで来週の土曜日に……。

夫：だから，その話は聞きたくないって言ってるだろう！（立ち上がり，テーブルを叩く）気分が悪い！　出かけてくる！

妻：どこに行くのよ。

夫：どこだっていいだろう！　せっかく早く帰ってきたのに，いつも酒の文句ばっかり聞かされて，たまったもんじゃないよ！　俺の苦労も知らないで！

妻：私だって苦労しているのよ！　だからお互いに，問題を話し合おうって言っているだけじゃないの！

夫：黙れ！　俺に二度とその話はするな！（箸を壁に投げつける。飲むために家を出ていってしまう）

⇩

（夕食で）

妻：今日は折り入って，あなたとじっくり相談したいことがあるの。

夫：なんだい？

妻：実は，いい病院を見つけたの。

夫：病院って……？　おいおい，またあの話かよ？　どうせ俺の酒のことだろう？

妻：とってもいい先生なのよ。話をよく聞いてくれるし，強制したりもしないし。

夫：その話はよしてくれよ。今度にしてくれないか。今日はせっかく早く帰ってきたんだからさ。

妻：……わかったわ。今日はやめておくわね。違う話題にしましょう。でも，私がこの問題をとても心配しているということは，知っておいてね。

夫：それはわかっているよ。お互いに気分がいいときに話し合おう。俺にも言い分はあるけどね。

7. ときには物理的距離を取る

　細心の注意を払って患者に接していても，一緒に過ごしていると，家族はついつい患者の飲酒行動に巻き込まれてしまう。たとえば患者が毎日酔っぱらって帰ってくれば，家族は否が応でも，患者の世話焼きに追われなければならなくなる。そういった場合，その家族の置かれている状況にもよるが，患者と物理的に距離を取ったほうがよいこともある。

　非難・叱責についても同様である。同じ空間にいると，家族はどうしても腹が立ち，患者に対して小言の一つでも言いたくなってしまう。また，家族が非難・叱責をしないように我慢すると，「一緒にいるが口はきかない」というコミュニケーションになってしまいがちである。

　こういった場合，無言は「中立」ではなく，「無視」という形の非難・叱責になりやすい。一言も口をきかないまま同じ空間で同じ時間を過ごすのであれば，物理的に距離を取ったほうが，お互いに精神的健康を保つことができる。むろん，自分の行動の理由について，家族は患者に説明をするべきである。

　　「酔っているあなたと一緒にいると，私は気持ちがつらくなってしまうから，今は離れていたほうがいいと思う。隣の部屋で音楽でも聴いているわね」
　　「私は，お酒を飲んでいないあなたと仲良く暮らしていきたいし，あなたがお酒をやめるためにはどうすればいいか，あなたと建設的に話し合っていきたいと思っている。でも，今，あなたはお酒を飲んでいて冷静に話ができると思えないし，私自身も今はイライラしていて，あなたと穏やかに話せそうにない。このまま家に一緒にいるとケンカになってしまいそうだから，私は今日は実家に泊まることにするわ」

8. 飲まない行動を評価する

　精神作用物質であるアルコールは，患者の脳に「快」という直接的な

報酬を与える。これらは短期的にはグッドだが，長期的にはバッドな報酬である。

　一方，飲まないで過ごすことは，患者にとって短期的にはさほどグッドではないかもしれないが，長期的にはアルコールよりもはるかにグッドな報酬である。たとえば家族で過ごせることの幸せ，生活の中の何気ない喜び，仕事や趣味の楽しみなどである。アルコール依存症患者は，アルコールによる短期的な報酬に囚われてしまっており，飲まないでいることの楽しみを見失っている状態にある。

　飲まない行動を評価するということは，具体的には，飲まないでいる患者をほめるということである。ほめることを通して，患者に，飲酒以外の行動の楽しさや幸せを思い出させるということである。

　家族によっては，患者が断酒を開始しても，とてもほめる気にはなれないという人もいるかもしれない。しかし患者の変化を促すためには，ほめることはとても重要である。これは，随伴性マネージメントと同じ考え方である。

　「こんなふうに家族で普通に夕食をとることができて，なんだか嬉しいな」
　「今日は早く帰ってきてくれたから，あなたの好きなコロッケを作るわね」
　「今日は，病院に行ってくれてありがとうね」

家族相談初日（6）
家族を自助グループや家族会につなぐ

　先述してきたように，アルコール依存症の家族の多くは，深い孤独と絶望の中にいる。

　特に，妻が家族である場合，妻は周囲にSOSを出すこともできず，たった1人でもがき苦しんできた。孤独な戦いに疲れ果てた彼女に対して，

医療者が「ミニ講義」を行い彼女自身の行動パターンのあり方を変化させることを説明しても，すぐに実行に移すことは難しいかもしれない。

そんな彼女にとって重要な援軍の役割を果たすものが，自助グループや家族会である。具体的には，断酒会やAl-Anonなどの断酒自助グループ，地域の保健センターや専門病院・専門クリニックなどにて開催されている家族会などである。無理強いは禁物だが，筆者の場合，「お試しでいいから，一度そういう会に見学参加してみてはどうか」と柔らかく勧めることにしている。アルコール依存症の家庭は，どうしても心理的な「密室」となりやすい。家族を自助グループや家族会に参加させ，風通しをよくするところから家族への援助は始まる。

妻が，自助グループや家族会に参加することには，多くの効用がある。

1つめは，自助グループや家族会で出会う仲間たち（他の妻たち）ほど，妻の悩みをわかってくれる存在はいないということである。「うちもそうだった」「私も同じよ」「大変だったわね」「あなたはもう1人ではないのよ」と，仲間たちは心底からの共感を持って受け止めてくれる。家族会に初参加した妻が，長年1人きりで抱えてきた悩みをぽつりぽつりと話し始めるうちに，張り詰めてきた緊張の糸が切れ，途中から泣き出してしまうのはよくあることである。孤独と絶望の中にいた妻は，自分の苦しみを理解してくれる仲間に，ようやく巡り合うことができたのである。

2つめは，特に断酒会の場合，妻がアルコール依存症患者の回復した姿を見ることができることである。断酒会では，患者本人とその家族とが一緒になり，合同の断酒ミーティング（断酒例会）を開いている。断酒歴20年，30年といった患者も数多く参加する。昔，アルコール依存症だったとはとても信じられないような人格者も多い。こういった人たちに実際に会ってみることは，医療者が行う「ミニ講義」以上に「回復への希望」となるだろう。回復した人たちと接することで，妻は自分の夫の回復について信じることができるようになる。

242　第7章　家族への援助

　3つめは，自助グループや家族会において，自分の気持ちを言葉にして話すことを通して，妻は冷静さを取り戻すことができるということである。「夫のことを本気で殺そうと思っていた」などと，怒りや憎しみを語る妻は多い。繰り返し語ることで，妻は夫に対して，直接に非難や叱責をぶつけずに済む。また，言葉にして語り続けるうちに，夫の死を願うなど，いかに自分が病んでいたかに改めて気づくこともある。

　4つめは，妻が，自助グループや家族会への参加を通じて，患者に対する正しい対処法を実例を通して学べるということである。他の妻たちの話を聞いているうちに，いつのまにか夫に対する接し方はうまくなっていくものである。妻が先に断酒会に入会して，半年遅れで患者である夫が断酒例会に登場するというのは，よくあるパターンである。妻は無意識に，対応の仕方が上達していたのであろう。

◖ 家族相談初日（7）
チャンスを見極める

　治療を拒否する患者に対して，家族が巻き込まれず，ときには自助グループや家族会などの力を借りながら冷静な対応を続けていれば，治療的介入の機会は必ず巡ってくる。なぜなら，アルコール依存症は「飲酒コントロール障害」であり，患者は必ず失敗するからである。

　患者が失敗したときこそ，患者を治療につなげるチャンス到来である。たとえば泥酔して重大な問題を起こしてしまった日の翌朝や，患者が激しい自己嫌悪や罪悪感に陥っているように見えるときなどは，患者は「病識」を受け入れやすい状態にあるだろう。

　ここで，失敗した患者を感情的に責めないことが重要である。「ほら見たことか」ではなく，「やっぱり一緒に専門家に相談に行こうよ」と優しく勧めれば，患者は外来受診に同意するかもしれない。

　むろん，家族は周到な準備をしておく必要がある。患者がその気になったとき，すぐに患者と一緒に受診できるような医療機関をあらかじ

め作っておいたほうがよい。介入にはスピードが重要である。患者は確かに失敗するが，しばらくすると「あのときはたまたま飲み過ぎただけだ」といった「否認」の心理が，容易に復活してしまうからである。

家族相談2回目以降（1）
患者が治療につながってから

　患者が外来につながり，断酒を開始したとしよう。以下は，患者が治療につながってからの段階における，家族に対してのアドバイスである。患者が，「初診」という第一関門を突破したことは喜ばしいが，家族が安心するのはまだ早い。アルコール依存症の回復はここから始まる。家族の立場でこの本を手に取られている読者の方は，ここでもう一度，第6章を読み返してほしい。

　まず患者には解毒期がやってくる。飲酒をやめてから1ヵ月程度は，患者は不眠，不安，発汗，頻脈，手指振戦などの離脱症状に襲われる。ときに家族は，患者を看護する役割を担わなければならない。離脱症状が著しいときには，入院治療も必要になる。

　解毒期が過ぎると，今度は，静穏期と再飲酒危機期の繰り返しの時期に入る。患者は「病識」を忘れがちになる。家族もまた患者と同じように，「もう治った」と安心しがちである。油断は禁物である。もちろん患者が断酒を続けられていることは評価すべきである。しかし患者には，いつ強烈な飲酒渇望が蘇ってくるかわからない。

家族相談2回目以降（2）
患者が再飲酒してしまったときの対応

　断酒を始めた患者が，そのまま断酒を継続することができれば，もちろんそれに越したことはない。しかし患者はしばしば再飲酒をする。そして多くの家族は，患者が再飲酒をすると，ひどく落胆してしまう。「あんなに苦労してようやく治療につながったのに，こうもあっさり飲んで

しまうとは，いったいどういうつもりなのか」と思う。ときには，「やっぱりあの人には，家族よりもお酒のほうが大切なのだ」「本音では治療する気はないのだ」といった人格攻撃に戻ってしまう。

ここで家族が，「全か無か」「百かゼロか」の二者択一的思考に陥らないことが肝要である。患者には2つの気持ちがある。すなわち「断酒を続けたい」「家族の苦労に報いたい」という気持ちと，「少量なら飲めるかもしれない」「たまには息抜きがしたい」という気持ちの2つである。

回復は直線的ではなく，らせん状に進行する。アルコール依存症患者においては，「断酒しなければ」という気持ちと「少しなら飲めるのでは」という気持ちが相克を繰り返しながら，次第に前者の気持ちが固まっていく。家族は常に頭の中に，らせんをイメージしておくべきである。

☽ 家族相談2回目以降（3）
アルコール以外の問題への対応

多くの家族は，「患者が断酒さえしてくれれば，すべての問題は解決する」と思っている。

しかし実際には，そんなに単純には話は進まない。特に断酒を開始してからしばらくの期間において，患者とその家族の前には，解決すべき様々な問題が次々と立ち現れてくる。

たとえば患者には，うつ状態などの精神症状が出現してくるかもしれない。不慮の事故で骨折をするかもしれない。食道がんや咽頭がんなどが見つかるかもしれない。会社から突然の解雇を言い渡されたり，忘れていた借金の返済が降りかかってくることもある。長年の大量飲酒による後遺症は，多様な領域にまたがって出現してくるものである。

後遺症は患者だけに起こるものではない。たとえば患者の断酒生活がようやく軌道に乗ってきたと思える頃に，今度は子どもが，不登校，ひきこもり，家庭内暴力，摂食障害などを出現させることもある。子どもは親の想像を超えて大きく傷ついている。親が飲んでいるうちは，子ど

もは親に遠慮して，これらの症状を出すことさえできなかったのかもしれない。

　家族は，しらふになった患者と協力して，腰を据えてこれらの問題に取り組んでいかなければならない。断酒の開始とは，本当の問題を解決していくためのスタートラインにようやく立てたということである。

家族相談 2 回目以降（4）
回復への抵抗

　アルコール依存症が家族を巻き込み，家族のあり方まで変化させてしまう疾患であることは，すでに述べた通りである。医療者は，患者本人の回復のみならず，歪んでしまった家族関係そのものを回復させるという家族療法的な視点を持たなければならない。患者本人の回復と家族の回復とは，両者ともに欠けてはならない車の両輪のようなものである。ときに家族自身が，回復することに対して無意識の抵抗を示すことがある。家族とは一つのシステムであり，たとえ病的な形態であれ慣れ親しんでしまうと，そこから変化することが困難となるからである。

　たとえば長年，患者である夫の世話焼きに追われていた妻がいたとしよう。夫が断酒を始めて手が掛からなくなると，妻は口では「安心した」と言いながら，どこか寂しさを感じたりすることもある。もしかすると彼女にとっては，「自分がいるからこの人はやっていける」「自分がいるからこの家庭は成り立っている」といった世話焼き行動が，いつのまにか生き甲斐になってしまっていたのかもしれない。あるいはもしかすると，彼女はもともと自分に対して自信がなく，「誰かの役に立つ」ということに自分の存在価値を見出してきた人なのかもしれない。

　違う例を挙げよう。たとえば長年，患者である夫のことを非難・叱責し，かつ管理していた妻がいたとしよう。断酒を始めると，今までは「できの悪い子ども」のようであった夫は，過度に几帳面になって家のことに口を出してきたり，至極まっとうな正論を述べてきたりするようにな

ることがある。妻は，無意識に，「だらしなく酔っぱらってくれていた
ほうが楽だった」と思うようになる。飲んでいた頃のように，すべてに
おいて妻が主導権を握り，夫は「ダメ亭主」でいてくれたほうが，見せ
かけの安定を保つのである。

こういった妻の心理が健康な方向に回復していかなければ，夫はいず
れ再飲酒する。回復することへの妻の無意識の抵抗が，夫の再飲酒を促
すのである。そして妻は，「やっぱりこの人はダメな人なのだ」と口で
はため息をつきながら，どこかでほっとしていたりもする。

このように考えると，アルコール依存症患者が回復していくためには，
患者のみならず家族自身も，自己洞察をしていかなければならないと言
えるだろう。患者が「自分には酒以外には問題がない」と思うように，
家族もまた「自分の家庭には酒以外には問題はない」と思いがちである。
言い換えると，家族にも「第二の否認」が存在する。

家族相談2回目以降（5）
家族の人間的成長

患者である夫のことを何とかしようと孤軍奮闘してきた妻は，回復過
程の中で，医療者に助けられ，家族会の仲間に助けられ，それ以外の様々
な人々に助けられる。彼女は少しずつ，今まで縛られていた硬直した考
え方から抜け出していき，新しい考え方ができるようになっていく。

たとえば彼女の考えは，「弱音を吐いてはいけない」から，「助けを求
めてもいいのだ」へと変化する。「自分が夫のことをコントロールしな
ければならない」から，「できることを精一杯やろう」「日々の自分の生
活を楽しもう」へと変化する。様々な人のおかげで自分は生きていると
いうことに彼女は気がつく。

それは，アルコール依存症からの回復過程を通して，家族自身も人間
的に成長していくということである。そして家族の人間的成長の軌跡は，
患者本人の回復・成長の軌跡とクロスする。

家族相談2回目以降（6）
「家族」という幻想

　第6章の終わりに，依存症からの回復とは，「酔い」という幻想を手放し，自分は「一人ぼっち」の存在であるという苦い「病識」を認めていく過程であると書いた。

　「家族」もまた一つの幻想である。

　「家族は一心同体である」という幻想を持つことにより，人は，自分が宇宙の全体性から切り離された「一人ぼっち」の存在であることを「否認」することができる。それゆえ人は「家族」を求める。

　心の奥底に孤独感を強く持つ人ほど，「家族」という幻想にしがみつきやすいと言えるかもしれない。「家族」もまた一つのアディクションになり得る。そして過度に甘え合ったり，激しく憎み合ったり，ときには軽蔑し合ったりする関係に陥ってしまう。

　ここにおいて患者や家族が気づくべき「病識」は，さらに深化する。それは，自分も自分の家族も，宇宙から切り離された「有限」で「孤独」な存在であるという当たり前の事実である。

　それぞれが「一人ぼっち」の存在であることに思い至れば，無限の時空の中で，この家族と偶然に巡り合った事実に，畏敬の念を持たざるを得ないだろう。それぞれが「消えていく存在」であることに思い至れば，互いに慈しみ合うことができるようになるだろう。わかり合えない存在であることを知っていれば，少しでもわかり合うために，会話を積み重ねる努力をするようになるだろう。

　べたべたと依存し合う家族から，互いの限界を知りつつ助け合う家族へ。軽蔑し合う家族から，互いの存在をリスペクトし合う家族へ。いつか別れゆく切なさや寂しさを常に心に秘めながら，今，そこにいてくれることを感謝し合う家族へ。依存症から回復することを通して，できればそんな家族になれたらいい。

あとがき
〜人生の貧乏くじ〜

　私事で恐縮だが，あとがきに，筆者の個人的な物語を少し書きたいと思う。

　筆者は医師になって11年目の35歳のときに，アルコール依存症の医療を始めた。決して希望したわけではない。精神保健指定医の資格を取得するために着任した単科精神科病院にて，アルコール依存症医療の責任者に任命されてしまったのである。

　興味はまったくなかった。医師としての駆け出しの10年間でアルコール依存症患者を何人か診たことはあった。しかし治った人は1人もいなかった。多くの医療者と同じように筆者にとっても，アルコール依存症は「できればお近づきになりたくない疾患」の代表であった。

　なぜそんな筆者が頼まれたのかというと，常勤医の中で誰もなり手がいなかったからである。それまでアルコール依存症病棟を1人で切り盛りしていた前任の先生が開業されることになり，着任したばかりの筆者にお鉢が回ってきたのである。

　何度も固辞したが，押し切られた。身の不幸を嘆いた。「貧乏くじ」を引いてしまったとしか思えなかった。

　しかし，恐る恐るアルコール依存症病棟での仕事を始めてみると，回復していく人々が意外に数多くいることに驚いた。むろん筆者が治したわけではない。前任の先生がやられていたことを踏襲して，入院患者たちを断酒会やA.A.などの自助グループに半強制的に連日通わせただけである。その結果，不思議なことに，一部の人たちは次第に断酒を継続

できるようになっていった。「アルコール依存症は性格的な問題であり，治るわけがない」という先入観に囚われていた筆者にとって，この経験は衝撃であった。

　驚いたのはそればかりではなかった。かつては自己中心的で，ウソつきで，他人を恨んでばかりいた人たちが，いつのまにか謙虚な人柄になり，家族や断酒仲間に感謝をするようになる。新しく入院してくる後輩患者の世話を焼いてくれたりするようにもなる。断酒継続という極めてシンプルな営為を続けることを通じて，患者は人として成長していく。不思議な疾患だと思った。自分でも気づかないうちに，アルコール依存症の医療にのめり込むようになっていた。精神保健指定医の資格を取得した後もその精神科病院での勤務を続け，気がつくと以後16年間，アルコール依存症医療の責任者として働いた。

　のめり込みが高じて，51歳の年に，東京秋葉原にて，アルコールデイケアを併設したアルコール依存症専門クリニックを開業することにした。交通至便な都心のクリニックで「断酒外来」を行うことができれば，より多くの患者とその家族を助けることができるのではないかと思ったのである。一回りも二回りも人間的に成長していく患者たちに触発されて，筆者自身も医師としての次のステージに進みたくなったのかもしれない。

　クリニックを実際に開いてみると，想定した通り，「断酒をしなければならないと思うけれど，入院は現実的に難しい。可能であれば外来でやっていきたい」という多くの患者が集まってきた。

　確かに最重症の患者については，入院を目的に，単科精神科病院を紹介しなければならないこともある。しかし中等症〜軽症の患者であれば，「断酒外来」だけで治療していくことは十分に可能である。そして人口分布としては，入院が必要な最重症患者よりも，入院しなくてもよい中等症〜軽症の患者のほうが圧倒的に多い。

想定外のこともあった。

断酒ではなく減酒を希望する患者が，続々とクリニックにやってきたのである。「断酒をしなければならないと思うけれど，断酒は現実的に難しい。可能であれば減酒でやっていきたい」という人がさらに多いのは，考えてみれば当たり前である。

このような人たちのことを追い返すわけにもいかず，やむなく始めたのが「減酒外来」である。折しも，ヨーロッパから「ハーム・リダクション」の考え方が入ってきつつある状況であり，国内においても「減酒」に関する先進的な臨床研究が始まっていた。これらの知見を参考にしながら，筆者なりのオリジナリティも加えて，試行錯誤しながら「減酒外来」のやり方を改良していった。

このようなわけで，クリニックを開業して5年が経過した2019年現在，筆者は「減酒外来」「断酒外来」という2種類の外来診療を行っている。やむなく始めた「減酒外来」であったが，患者の数は少しずつ増えていき，今や通院患者の約3分の1を占めている。

以上が筆者の来歴である。「貧乏くじ」から始まった，やや行き当たりばったりの人生である。アルコール依存症を専門とするなど，自分の人生の計画にはまったくなかったことだったが，振り返ってみれば必然であったような気もする。これらの全経験を通じて，痛みを伴った自己発見や自己洞察もあったが，ここでは省略する。

なぜこのような私事をあとがきに書くかというと，筆者のつたない経験は，アルコール依存症になってしまった患者自身の経験やその家族の経験と，合わせ鏡の表裏のようにどこかでつながっていると思われるからである。

人は誰も，まさか自分や自分のパートナーがアルコール依存症になるとは思っていない。「アルコール依存症である」という事実を認めざるを得なくなったとき，患者や家族は，まるで「人生の貧乏くじ」でも引

いたような気持ちに陥るだろう。身の不幸を嘆くだろう。

　しかし，しぶしぶの治療を続けていくうちに，患者や家族は人間的に
成長していき，次第に自分自身の性格的問題や生き方の問題などに対し
て，「病識」を深めていく。むろんアルコール依存症にならないに越し
たことはないが，一見すると不幸に見えるアルコール依存症という疾患
は，依存症にならなければ決して気がつかなかったであろう様々なこと
を教えてくれる。患者の中には「アルコール依存症になってよかった」
という人さえいる。

　禍福は糾える縄の如しという。「人生の貧乏くじ」の中には，宝石の
ような貴重な知恵がたくさん詰まっている。

2019 年 9 月

倉持　穣

文　　献

●第 1 章

1 ）和田清：依存性薬物と乱用・依存・中毒―時代の狭間を見つめて―. 星和書店, 東京, 2011.

2 ）Nutt, D.J., King, L.A., Phillips, L.D. et al. : Drug harms in the UK : A multicriteria decision analysis. Lancet, 376 ; 1558-1565, 2010.

3 ）厚生労働省：健康日本 21, 2000.（http://www.kenkounippon21.gr.jp/）（2019 年 7 月 1 日閲覧）

4 ）厚生労働省：健康日本 21（第二次）, 2012.（https://www.mhlw.go.jp/stf/seisaku nitsuite/bunya/kenkou_iryou/kenkou/kenkounippon21.html）（2019 年 7 月 1 日閲覧）

5 ）Osaki, Y., Kinjo, A., Higuchi, S. et al. : Prevalence and trends in alcohol dependence and alcohol use disorders in Japanese adults : Results from periodical nationwide surveys. Alcohol Alcohol., 51 ; 465-473, 2016.

6 ）大江健三郎：個人的な体験. 新潮社, 東京, 1964.

7 ）Koob, G.F. and Le Moal, M. : Drug addiction, dysregulation of reward, and allostasis. Neuropsycopharmacology, 24 ; 97-129, 2001.

8 ）Olds, J. and Milner, P. : Positive reinforcement produced by electrical stimulation of septal aera and other regions of rat brain. J. Comp. Physiol. Psychol., 47 ; 419-427, 1954.

9 ）World Health Organization : The ICD-10 Classification of Mental and Behavioural Disorders : Clinical descriptions and diagnostic guidelines. World Health Organization, Genève, 1992.

10）World Health Organization : ICD-11 for Mortality and Morbidity Statistics. World Health Organization.（https://icd.who.int/browse11/l-m/en）（2019 年 7 月 1 日閲覧）

11）樋口進：DSM-5 と ICD-11 草稿のアディクション概念・診断の比較. 精神医学, 60；113-120, 2018.

12）Poznyak, V. : An Update on ICD-11 taxonomy of disorders due to psychoactive substance use and related health conditions. Paper presented at the international Society for Biomedical Research on Alcoholism World Congress in Berlin, September, 2016.

13）American Psychiatric Association : Diagnostic and Statistical Manual of Mental Disorders 5th edition. American Psychiatric Association, Arlington, 2013.（高橋三郎, 大野裕監訳：DSM-5 精神疾患の診断・統計マニュアル. 医学書院, 東京, 2014.）

●第2章

14) Schwarzinger, M., Pollock, B.G., Hasan, O.S.M. et al. : Contribution of alcohol use disorders to the burden of dementia in France 2008-13 : A nationwide retrospective cohort study. Lancet Public Health, 3 ; e124-132, 2018.（doi : 10.1016/S2468-2667(18)30022-7）

15) Cloninger, C.R., Sigvardsson, S. and Bohman, M. : Type Ⅰ and Type Ⅱ alcohlism : An update. Alcohol Health and Reserch world, 20 ; 18-23, 1996.

16) Grant, B.F. and Harford, T.C. et al. : Comorbidity between DSM-Ⅳ alcohol use disorders and major depression : Result of a national survey. Drug Alcohol Depend., 39 ; 197-206, 1995.

17) Hasin, D.S. and Grant, B.F. : Major depression in 6050 former drinkers : Association with past alcohol dependence. Arch. Gen. Psychiatry, 59 ; 794-800, 2002.

18) Boschloo, L., Vogelzangs, N., Smit, J.H. et al. : Comorbidity and risk indicators for alcohol use disorders among persons with anxiety and/or depressive disorders : Findings from the Netherlands Study of Depression and Anxiety（NESDA）. J. Affect. Disord., 131 ; 233-242, 2011.

19) 松本俊彦，小林桜児，今村扶美ほか：うつ病性障害患者における問題飲酒の併存率—文献的対象群を用いた検討—．精神医学，54；29-37，2012.

20) Higuchi, S., Nakamura, I. and Shibasaki, Y. : Prevalence of problem drinking in patients with depression and association between depression severity and problem drinking : A cross-sectional survey. Clinical Neuropsychopharmacology and Therapeutics, 10 ; 1-9, 2019.

21) Burns, D.D. : Feeling Good : The New Mood Therapy ; Revised and Updated. Avon Boks, New York, 1999.（野村総一郎，夏苅郁子，山岡功一ほか訳：いやな気分よ さようなら—自分で学ぶ「抑うつ」克服法—増補改訂第2版．星和書店，東京，2005）

22) Karlsdotter, K., Bushe, C., Hakkaart, L. et al. : Burden of illness and health care resource utilization in adult psychiatric outpatients with attention-deficit/hyperactivity disorder in Europe. Current Medical Research and Opinion, 32 ; 1547-1556, 2016.

●第3章

23) 真栄里仁，久富暢子，樋口進：プレアルコホリックと介入．臨床精神医学，36；1285-1290，2007.

24) 杠岳文，遠藤光一，武藤兵夫ほか：アルコール依存と多量飲酒に対する早期介入．精神医学，50；255-263，2008.

25) 武藤岳夫，角南隆史，長祥子ほか：一般病院アルコール外来でのアルコール使用障害の治療転帰—節酒を治療目標の一つに掲げたことがもたらしたもの—．日本アルコール関連問題学会雑誌，16；57-61，2014.

26) 米沢宏：プレアルコホリックに対する節酒指導—アルコール専門外来における簡

易な指導マニュアル作成の試み―. 日本アルコール・薬物医学界雑誌, 53：65-71, 2018.

27) 杠岳文：アルコール関連問題の早期介入プログラム：HAPPY. 医学のあゆみ, 254：983-987, 2015.

28) Hasin, D., Wall, M., Witkiewitz, K. et al.：Change in non-abstinent WHO drinking risk levels and alcohol dependence：A 3-year follow-up study in the US general population. Lancet Psychiatry, 4；469-476, 2017.

29) Adamson, S.J., Heather, N., Morton, V. et al.：Initial preference for drinking goal in the treatment of alcohol problems：Ⅱ. Treatment outcomes. Alcohol Alcohol., 45；136-142, 2010.

30) 樋口進：お酒が減らせる練習帳. メディカルトリビューン, 東京, 2013.

31) 厚生労働省生活習慣病予防のための健康情報サイト：飲酒とJカーブ. (https://www.e-healthnet.mhlw.go.jp/information/alcohol/a-03-001.html) (2019年7月1日閲覧)

32) 廣尚典：CAGE, AUDITによる問題飲酒の早期発見. アルコール関連障害とアルコール依存症. 日本臨床, 55 (特別号)；589-593, 1997.

33) Coulton, S., Drummond, C., James, D. et al.：Opportunistic screening for alcohol use disorders in primary care；Comparative study. BMJ, 332；511-517, 2006.

34) 武藤岳夫, 杠岳文：アルコール依存―対象の拡大と新しい治療法―. 精神医学, 60：121-129, 2018.

35) 国立病院機構肥前精神医療センター：ワークブックあなたが作る健康ノート―基礎編―. (http://www.hizen-hosp.jp/pdf/al_workbook/work_basic.pd) (2019年7月1日閲覧)

36) 国立病院機構肥前精神医療センター：あなたが作る健康日記―お酒と楽しく付き合うために―. (http://www.hizen-hosp.jp/pdf/al_workbook/drinking_diary.pdf) (2019年7月1日閲覧)

37) 沖縄県：うちな～節酒カレンダー. (http://alc.okinawa.jp/app/calendar) (2019年7月1日閲覧)

38) Chick, J., Lehert, P., Landron, F. et al.：Dose acamprosate improve reduction of drinkind as well as aiding abstinence. J. Psychopharmacol., 17；397-402, 2003.

39) Mouaffak, F., Leite, C., Hamzaoui, S. et al.：Naltrexone in the treatment of broadly defined behavioral addictions：A review and meta-analysis of randomized controlled trials. Eur. Addict. Res., 23；204-210, 2017.

40) Johnson, B.A., Ait-Daoud, N., Bowden, C.L. et al.：Oral topiramate for treatment of alcohol dependence：A randomized controlled trial. Lancet, 361；1677-1685, 2003.

41) Johnson, B.A., Rosenthal, N., Capece, J.A. et al.：Topiramate for treating alcohol dependence：A randomized controlled trial. JAMA, 298；1641-1651, 2007.

42) Shapira, N.A., Goldsmith, T.D. and McElroy, S.L.：Treatment of binge eating disorder with topiramate：A clinical case series. J. Clin. Psychiatry, 61；368-372, 2000.

43) Rigal, L., Alexandre‐Dubroeucq, C., de Beaurepaire, R. et al. : Abstinence and 'Low‐Risk' consumption 1 year after the initiation of high‐dose baclofen : A retrospective study among 'High‐Risk' drinkers. Alcohol Alcohol., 47 ; 439‐442, 2012.

● 第 4 章

44) Higuchi, S., Maesato, H., Yosimura, A. et al. : Acceptance of controlled drinking among treatment specialists of alcohol dependence in Japan. Alcohol Alcohol., 49 ; 447‐452, 2014.

● 第 5 章

45) 新アルコール・薬物使用障害の診断治療ガイドライン作成委員会監修, 樋口進, 齋藤利和, 湯本陽介編：新アルコール・薬物使用障害の診断使用ガイドライン. 新興医学出版社, 東京, 2018.

46) Skinner, M.D., Lahmek, P., Pham, H. et al. : Disulfiram efficacy in the treatment of alcohol dependence : A meta‐analysis. Plos one, 9 ; e87366, 2014.（doi : 10.1371/journal.pone.0087366）

47) Brewer, C., Streel, E. and Skinner, M. : Supervised disulfiram's superior effectiveness in alcoholism treatment : Ethical, methodological, and psychological aspects. Alcohol Alcohol., 52 ; 213‐219, 2017.

48) Prochaska, J.O. and DiClemente, C.C. : Stage of change in the modification of problem behaviors. Progress in Behavior Modification, 28 ; 138‐218, 1992.

49) Prochaska, J.O., DiClemente, C.C. and Norcross, J.C. : In search of how people change : Applications to addictive behaviors. Am. Psychol., 47 ; 1102‐1114, 1992.

50) Miller, W.R. and Rollnick, S. : Motivational Interviewing : Second Edition : Preparing People for Change. Guilford Press, New York, 2002.（松島義博, 後藤恵訳：動機づけ面接法―基礎・実践編―. 星和書店, 東京, 2007.）

51) 松本俊彦, 今村扶美：SMARPP‐24―物質使用障害治療プログラム―. 金剛出版, 東京, 2015.

52) 独立行政法人国立病院機構久里浜医療センター：アルコール依存症の集団治療プログラム（GTMACK）第 1 版. 独立行政法人国立病院機構久里浜医療センター, 神奈川, 2012.

53) 倉持穣, 樋口朝美, 倉澤弘将ほか：アルコール依存症のデイケアプログラム. 精神科臨床サービス, 18 ; 65‐71, 2018.

54) NPO 法人 AA 日本ゼネラルサービス（JSO）訳：アルコホーリクス・アノニマス成年に達する. AA 日本出版局, 東京, 1990.

55) 斎藤学：魂の家族を求めて―私のセルフヘルプ・グループ論―. 日本評論社, 東京, 1995.

56) 小林哲夫：断酒会初代会長松村春繁. アルコール関連問題全国市民協会（ASK）, 東京, 1990.

57）公益社団法人全日本断酒連盟：躍進する全断連 2019 年版―断酒会活動 現在・過去・未来―．公益社団法人全日本断酒連盟，東京，2019.

58）A.A. 日本ゼネラルサービス：アルコホーリクス・アノニマス（Alcoholics Anonymous）．（http://aajapan.org）（2019 年 7 月 1 日閲覧）

●第 6 章

59）今道裕之：アルコール依存症―関連疾患の臨床と治療―第 2 版．創造出版，東京，1996.

60）Victor, M. and Wolfe, S.M. : Causation and treatment of the alcohol withdrawal syndrome. In:(eds.), Bourne, P.G. and Fox, R. Alcoholism, Academic Press, Cambridge, p.137-169, 1973.

61）小宮山徳太郎：アルコール離脱（退薬）期の対応（薬物療法を中心に）．最新精神医学別冊 新しい診断と治療の ABC83 ／精神 9，最新医学社，大阪，p.152-160, 2014.

62）Substance Abuse and Mental Health Services Administration : Counselor's treatment manual : Matrix intensive outpatient treatment for people with stimulant use disorders.（https://store.samhsa.gov/system/files/sma13-4152.pdf）（2019 年 7 月 1 日閲覧）

63）Matrix institute（https://www.matrixinstitute.org/）（2019 年 7 月 1 日閲覧）

64）Frankl, V.E. : Ein Psychologe erlebt das Konzentrationslager. Verlag für Jugend und Volk, Wien, 1946.（下山徳爾訳：夜と霧―ドイツ強制収容所の体験記録―．みすず書房，東京，1961.）

●第 7 章

65）Whalen, T. : Wives of alcoholics : Four types observed in a family service agency. Quarterly Journal of Studies on Alcohol, 14 ; 632-641, 1953.

66）Meyers, R.J. and Wolfe, B.L. : Get Your Loved One Sober. Hazelden Foundation, Center City, 2004.（松本俊彦，吉田精次監訳，渋谷繭子訳：CRAFT ―依存症者家族のための対応ハンドブック―．金剛出版，東京，2013.）

●著者紹介

倉持　穣（くらもち　じょう）

茨城県水戸市出身。精神科医。1988 年，東北大学医学部卒業。東京医
科歯科大学精神科，東京都立広尾病院神経科，東京都教職員互助会三
楽病院精神神経科（医長），柏水会初石病院（医局長）などに勤務。
2014 年，さくらの木クリニック秋葉原を開院。同院院長。精神保健指
定医，精神科専門医，精神科指導医，日本医師会認定産業医。専門は，
一般臨床精神医学，アルコール精神医学。趣味は，チワワの散歩。

クリニックで診るアルコール依存症　減酒外来・断酒外来

2019 年 11 月 16 日　　初版第 1 刷発行

著　　　　者　倉　持　　　穣
発　行　者　石　澤　雄　司
発　行　所　㈱星 和 書 店
　　　　　　　〒 168-0074　東京都杉並区上高井戸 1-2-5
　　　　　　　電話　03（3329）0031（営業部）／03（3329）0033（編集部）
　　　　　　　FAX　03（5374）7186（営業部）／03（5374）7185（編集部）
　　　　　　　http://www.seiwa-pb.co.jp
印刷・製本　中央精版印刷株式会社

Ⓒ 2019 倉持穣／星和書店　Printed in Japan　　ISBN978-4-7911-1036-0

・本書に掲載する著作物の複製権・翻訳権・上映権・譲渡権・公衆送信権（送信可能
　化権を含む）は ㈱星和書店が保有します。
・ JCOPY 〈（社）出版者著作権管理機構 委託出版物〉
　本書の無断複製は著作権法上での例外を除き禁じられています。複製される場合は，
　そのつど事前に（社）出版者著作権管理機構（電話 03-3513-6969,
　FAX 03-3513-6979, e-mail：info@jcopy.or.jp）の許諾を得てください。

高機能アルコール依存症を理解する

お酒で人生を棒に振る有能な人たち

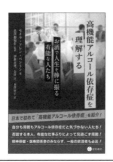

セイラ・アレン・ベントン 著
水澤都加佐 監訳
伊藤真理，会津亘，水澤寧子 訳
A5判　320p　定価：本体2,800円＋税

病的な飲酒を続けながらも有能な仕事ぶりによって見過ごされてきた「高機能アルコール依存症者」。その実態と回復への道筋を当事者へのインタビューと調査研究に基づき詳説。当事者である著者自身の壮絶な体験も添えられる。

親の依存症によって傷ついている子どもたち

物語を通して学ぶ家族への援助

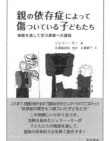

ジェリー・モー 著
水澤都加佐 監訳
水澤寧子 訳
四六判　336p　定価：本体2,200円＋税

親の依存症によって傷ついた子どもたちには、これまで援助の手がさしのべられてこなかった。この問題にいち早く気づき、活動を始めた著者が、子どもたちの物語を通して、援助の具体的方法を紹介する。

発行：星和書店　http://www.seiwa-pb.co.jp

お酒を飲んで、がんになる人、ならない人

知らないと、がんの危険が200倍以上

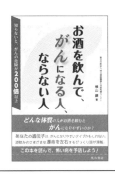

横山顕 著
四六判　232p　定価：本体1,500円＋税

お酒を飲むと、どんな体質の人ががんになりやすいのか。遺伝的体質の違いを知ることは、がんをはじめとする病の予防や改善に役立つ。アルコール関連問題の専門家である著者がわかりやすく丁寧に説明。

アルコール依存症の妻と共に生きる

小学校長奮闘記

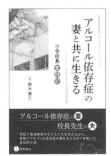

鈴木康介 著
四六判　400p　定価：本体1,900円＋税

妻がアルコール依存症になってしまった。小学校の校長として、日々さまざまな問題に直面しながら、妻を支える日々。自身の体験をもとに創作された自伝的小説。

発行：星和書店　http://www.seiwa-pb.co.jp

本当の依存症の話をしよう

ラットパークと薬物戦争

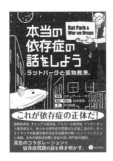

スチュアート・マクミラン 漫画
松本俊彦, 小原圭司 監訳・解説文
井口萌娜 訳
A5判　120p　定価：本体1,500円＋税

オーストラリアの新進気鋭の社会派漫画家が依存症問題の本質に迫った二つのノンフィクション漫画を収載。日本における依存症治療の専門家による解説で，さらに依存症問題に深く切り込む。

人はなぜ依存症になるのか

自己治療としてのアディクション

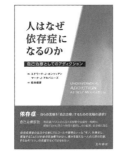

エドワード・J・カンツィアン，
マーク・J・アルバニーズ 著
松本俊彦 訳
A5判　232p　定価：本体2,400円＋税

依存症者が自らの苦悩に対して自己治療を施し、その結果、依存症に陥るとする自己治療仮説は、依存症の発症と一連の経過を説明するいま最も注目を集めている理論である。依存症治療に必読の書。

発行：星和書店　http://www.seiwa-pb.co.jp